松井孝嘉

JN284089

首こりは万病のもと

うつ・頭痛・慢性疲労・胃腸不良の
原因は首疲労だった！

GS
幻冬舎新書
200

はじめに

首の筋肉は、とても忍耐強く働く「がんばり屋の労働者」です。

脳がぎっしりと詰まった重い頭を支えるという〝重労働〟をしているというのに、文句ひとつ言わず、けなげに我慢強く働き続けています。

毎日の労働量はかなりのもの。おそらく、どこか他の部位の筋肉だったらとっくに悲鳴を上げていることでしょう。それでも、じっと疲れをこらえ、日々、黙々と自分の役目をこなしています。

でも、その割に評価は低い。がんばっても、がんばっても、誰もほめてくれません。みんな、首の筋肉が下働きをするのを当たり前のことのように思っています。その証拠に、首の筋肉は医学の分野でも健康の分野でもほとんど注目されていませんでした。でも、大事にされなくても、ろくに休みを与えられなくても、決してクサることなく、日が当たらないまま、地道な労働に明け暮れていたのです。

しかし――

どんなに忍耐強い働き者でも、働きづめに働かされ、酷使され続けたらたまりません。いずれ疲労が限界に達し、筋肉という〝肉体〟に異常が現われ、いつものような仕事ができなくなってしまうでしょう。

ところが、首が行なっていた〝下請け業務〟が滞り、うまく機能しなくなると、そのとたん、全身の〝流通〟に影響が現われ、体のあちらこちらの〝支店〟にとんでもない問題が発生するようになるのです。そして、そのまま首にたまった疲れを回復させないでいると、いずれ全身が不調だらけになり、〝流通ルート〟がずたずたに寸断されてしまうような非常事態を招くことになります。

「首疲労（首こり）」とは、簡単に言えばそういうことです。

つまり、首の筋肉の疲れから、心身にさまざまな不調やトラブルが現われる現象。近年、この首疲労から心や体の調子を崩して、仕事を辞めざるをえなくなったり、「うつ」と診断されたりする人が非常に増えているのです。このうつは精神病のうつ病より自殺率が高いので、最近の日本での自殺者増加の大きな原因となっていると考えられています。

首の筋肉の異常は自律神経症状をたくさん出します。肩こりはこの神経症状を出しません。1978年、アメリカでの研究を終えて帰国した私は、首の研究を再開したのですが、この首の筋肉異常を表わす日本語がありませんでした。肩こりとは違うことをはっきり区別するために、私が「首こり」という言葉を作ったのです。

この本では、これから、「首」を知ることを切り口にして、さまざまな医学や健康の常識を覆していきたいと思います。たとえば、みなさんは次のような〝常識〟に縛られてはいないでしょうか。

- うつの原因は精神的ストレスである。
- 長時間デスクワークをしていると、頭痛やこり、めまいや目の疲れなどを感じるのもストレスのせいだ。
- 自律神経失調症もストレスが原因で起こる。
- 首のこりや疲れは、肩こりと同じようなもので、そんなに深刻ではない。
- 原因不明の不定愁訴《しゅうそ》は、病院に行ってもいろんな科をたらい回しにされるだけで、どんな治療を受けても治らない。

・うつや自律神経失調症、パニック障害などになったら、心療内科で治療を受けるのがベストだ。
・うつ症状や自律神経失調症は薬を飲んでつらさをまぎらわすしかなく、根本的に治すことはできない。

いかがでしょうか。

ちなみに、ここに並べた〝常識〟は、私はすべて誤りだと考えています。

その理由については、これからゆっくりご説明していくつもりですが、さまざまな不定愁訴や自律神経失調症状、うつ症状、パニック障害などは、ほとんどの場合、ストレスではないのです。ですが、これをストレスとしてごまかしているドクターが多くいます。

原因は首。首疲労がこれらの不調や病気を招いている原因なのです。

現代人は、あまりに首を酷使しすぎています。

先ほどの「下請け労働者」のたとえではありませんが、来る日も来る日も首の筋肉に負担を強いるような生活ばかりしていて、首に多大な負担をかけていることをまったくかえりみません。そのために、いつの間にか累積疲労を進行させてしまい、たいへん多くの人が不調や病気などの深刻なトラブルを抱えるはめに陥っているのです。

その落とし穴は、誰の行く手にも開いていると言っていいでしょう。

ですから、もっと自分の首に対して注意を払うべき。症状がひどくなったり、働けなくなったりしてからではいけません。今のうちから首疲労に対するリスクマネジメントを心がけるべきなのです。


これまで、首という部位に対しては、あまり研究の光が当てられてきませんでした。しかし、この「いままで光が当てられなかった部位」にしっかりとスポットライトを当てると、じつに多くの真実が浮かび上がってきます。これまで〝常識〟として捉えられていたようなことでも、まったく違う「答え」が見えてくるものなのです。

日々、黙々とがまん強く働いている首。私は、首という部位には、体や心の健康はもちろん、その人の生き方や人生をも左右するような〝底知れない力〟が潜んでいると考えています。おそらく、その力に気づいているかどうか、その力を引き出しているかどうかで、その人の「未来」は大きく変わってくることでしょう。

みなさんも、今からでも遅くはありません。

首の地道な働きぶりをきちんと認め、ちゃんとねぎらい、報いてあげましょう。

そうすれば、体や心の健康はもちろん、これからの人生において多くのものを得ることができるはずです。きっと、首に対して、そういう意識を持っている人と持っていない人とでは、後あと「人生の幸せの総量」に大きな差がついてくるのではないでしょうか。

松井孝嘉

首こりは万病のもと／目次

編集協力 高橋明
本文イラスト 小野寺美恵

第1章

原因は「ストレス」ではなく「首疲労」だった!

「ストレス」を疑え

最近、どうも体調が悪い……。

疲れやすいし、体が重い。首や肩がバキバキにこっているし、胃腸の調子も思わしくない。おまけに、めまいや頭痛を感じることもときどきある。だけど、病院に行って検査をしても、特にこれといった異常は見当たらない……。

そんな症状が思い当たる人は多いのではないでしょうか。

ところで、こういうとき、決まって医師の口から出る言葉があります。

「原因はストレスかもしれませんね――」

このひと言です。

こう言われたら、みなさんはどうお感じになるでしょう?

A 「そうか……やっぱりストレスか。このところ仕事漬けの毎日で心も体もだいぶまいっていたのかもしれないな」——と、医師の言葉に妙に納得してしまう。

B「え⁉　ストレス？　別に悩みもないし、精神的にプレッシャーを受けているわけでもないけど、本当なのかな？」——と、医師の言葉を半信半疑に受け取る。

C「ストレスだって⁉　じゃ、これってもしかしたら〝うつ病〟の入り口？　この自分がうつ？　ああ、どうしよう」——と、医師の言葉を拡大解釈してしまう。

なんだか、A、B、C、いずれの場合も、「ストレス」と言われたとたん、その言葉が勝手にひとり歩きをしてしまっているようですね。きっと、それぞれの頭の中では、「やっぱり会社で業績が上がっていないのがストレスなのかな」とか、「子供の進学のことがストレスなのかもな」「そういや、となりの課でも、ストレスからうつ病になって休職しているやつがいたっけな」といった、さまざまな思いが交錯しているのではないでしょうか。

これが迷路の入り口。

ストレスという言葉の〝もや〟に包まれて、すっかり周りが見えなくなってしまっているのです。

おそらく、ストレスを軽減するために会社を休んだり、気分を切り替えたりしても、その体調不良が完全に治ることはないでしょう。治らないから、あちこちの病院を回ってなんとか状況を打開しようとする。でも、不調は消えてくれない。あげくに心療内科や精神科を紹介され、抗うつ剤をもらったり、心理療法を施されたりする。しかし、よくなるどころか、体と心の不協和音はひどくなるばかりで、改善の兆しはいつまで経っても一向に見えてこない……。

これは、体調不良から心身のバランスを崩す人にたいへん多く見られるパターンです。みなさんの周囲にも、そういうふうに迷路にはまって苦しんでいるお知り合いがいるのではないでしょうか。

なぜ、治らないのか。なぜ、迷路にはまってしまうのか。

答えはいたってシンプル。

それは、「ストレス」が原因ではないからです。

私は断言します。

さまざまな体調不良や不定愁訴は、「ストレス」が原因なのではありません。最近急増している「うつ」も、ほとんどは「ストレス」が原因なのではありません。「ストレス」という説明でだまされてはいけません。

原因は、まったく違うところに存在します。

原因のありかは「首」。首こりなのです。「首こり」という言葉は、三十数年前に私が首の研究を始めて作ったものです。この「首こり」が自律神経失調を起こし、体調不良の源になるということを、私はつきとめました。最近、私の作ったこの「首こり」という言葉が普及して、テレビのコマーシャルにまで使われるようになり、驚いています。そう。

多くの現代人を悩ませている体調不良やうつのほんとうの原因は、「ストレス」ではなく、「首こり（首疲労）」だったのです。

首の筋肉は医学の盲点だった

どうして「ストレス」ではなく「首疲労」だと断言できるのか。

おそらく、読者のみなさんは、大きな疑問をお持ちなのではないでしょうか。

その疑問にお答えしましょう。

それは、実際に、どんな治療を受けても治らなかったたいへん数多くの方々が首のこりを治療することによって、原因不明の体調不良やうつから回復されているからです。

治療する手段が見つからず、あちこちの病院をたらい回しにされたり、医師からさじを投げられたりしたような数々の病気が、首の筋肉を治療することによって完治しているのです。

私が、首こりからさまざまな自律神経失調症状が引き起こされることを発見したのは30年以上前の1978年。私はこの病態を「頸性神経筋症候群」(「頸筋症候群」)と名づけました。そして、その後、長年にわたり治療法の研究を続け、試行錯誤をくり返しつつ、頸筋症候群の治療法を確立したのが2005年のことです。それ以来、数多くの患者さんが原因不明の体調不良やうつ症状から解放されてきました。

なお、あらかじめおことわりしておきますが、私がこうした病気に対して中心的に行なっている治療法は、低周波治療器などを用いて首の筋肉のこりや異常をオーダーメイドでじっくりと治していくというものです。その治療の過程では「ストレス」に対する治療などは、何ひとつとして行なっておりません。

それでも、みなさんは完治しているのです。「ストレス」への治療をせずとも治っているのです。

つまり、「ストレス」など、もともと関係していなかったということ。

現代の人々は、「ストレスのせい」と言われると、わかったような気になって何でも受け入れてしまう傾向があります。みなさん、仕事や人間関係などで精神的に疲れていますから、多少の心当たりがあるのでしょう。

でも、事実は大きく違っていたのです。「ストレス」という言葉でごまかされないでください。

みなさんを悩ませる体調不良やうつ症状は、「ストレス」という〝精神的な原因〟から発しているのではありません。「首の筋肉疲労」という純然たる〝器質的な原因〟が存在し、すべてはそこから引き起こされていることだったのです。

首の疲労状態を自分でチェックしてみよう

不調の原因が「ストレスではない」ということに、まだ半信半疑の方もいるかもしれませんね。

では、きちんとご理解いただくためにも、ぜひ、次のチェックテストを行なってみてください。
これは、患者さんの訴える症状が、首疲労からきているものなのかどうかを見極めるための問診表です。30の項目のうち、自分によく当てはまると思うものにチェックを入れてみてください。

【首疲労・問診表】

1 □頭が痛い。頭が重い
2 □首が痛い。首が張る
3 □肩がこる
4 □風邪をひきやすい
5 □ふらっとする。めまいがある
6 □歩いていたり、立っていたりするとき、なんとなく不安定
7 □吐き気がある

8 □夜、寝つきが悪い。目覚めることが多い
9 □血圧が不安定である
10 □暖かいところ、または寒いところに長くいられない
11 □汗が出やすい
12 □静かにしているのに、心臓がドキドキする
13 □目が見えにくい。像がぼやける
14 □目が疲れやすい。または目が痛い
15 □まぶしい。または目を開けていられない
16 □つばが出やすい。またはつばが出ない
17 □目が乾燥する。または涙が出すぎる
18 □微熱が出る（37度台。38度台になる場合も含む）
19 □下痢をしやすい。または便秘・腹痛などの胃腸症状がある
20 □すぐ横になりたくなる
21 □疲れやすい（全身倦怠）
22 □何もする気が起きない。意欲がない

23 □天気の悪い日か、その前の日に調子が悪い
24 □気分が落ち込む。気が滅入る
25 □集中力が低下して、ひとつのことに集中できない。もの忘れが多い
26 □わけもなく不安だ
27 □イライラして焦燥感がある
28 □根気がなく、仕事や勉強を続けられない
29 □頭がのぼせる。手足が冷たい。しびれる
30 □胸が痛い。胸部圧迫感がある。胸がしびれる

〈診断基準〉

4項目以下の人……………特に問題なし
5～10項目の人……………軽症
11～17項目の人……………中症
18項目以上の人……………重症

首こりを治さなければ「出口」は見えてこない

結果はどうでしたか？

チェックが5個以上ついた人、すなわち、右の診断基準で「軽症」「中症」「重症」の人は治療が必要です。

おそらく、当てはまった項目がゼロという人はいないのではないでしょうか。以前、調査したところ、この首こり症状のない人は10人に1人だけでした。たとえば、デスクワーク中心のサラリーマンの方なら、「肩がこる」「目が疲れやすい」「疲れやすい」といった項目にチェックがつかない人はほとんどいないはずです。そのほかにもふたつかみっつくらいチェックがつけば、もう5個を超え、「要治療」ということになってしまいますね。

そういう方は、「首疲労予備軍」。日常生活に支障を感じるほどの自覚症状はなくとも、首の筋肉に疲れがたまってきている証拠です。

私の病院に来院される患者さんには、初診時に必ずこの問診表に答えていただきます。受診される患者さんは、すでに体のあちこちに不調を抱えていらっしゃる方がほとんどですから、問診表にかなりの数のチェックがつきます。なかには、30項目のうちほとんどすべてが当てはまるような重症の方も少なくありません。

しかし、そういう重症の方々も、首の筋肉疲労をとる治療を行なうことによって、みなさん確実に治っているのです。「ストレス」に対する治療など行なわなくとも、「首」にスポットを当てた治療によって完治しているのです。

私の病院では、初診時に問診表で答えた自覚症状のチェック数が、治療を進めるうちにどれだけ減っていくかを回復の大きな目安にしています。また、医師が患者さんの首の筋肉の状態を定期的に診察し、重要ポイントのこり具合などを調べます。すると、患者さんの自覚症状のチェック数が減っていくのと、その患者さんの首の筋肉の状態がよくなっていくプロセスが見事に重なります。首がよくなっていくのと歩調を合わせて、ひとつ、またひとつと、長年悩まされてきた症状が消えていくわけです。

その典型的な回復パターンを表わしたのが次のグラフです。

このグラフでは、首の筋肉の状態がよくなっていくのに合わせて、さまざまな不定愁訴が消えていくことがわかります。また、グラフには、うつ症状の回復経過も入れてあり、うつ症状は、体の諸症状よりも早い段階で消えていくことがわかります。これまで私が診てきた15万人の患者さんは、ほとんど例外なく、このグラフと同じようなパターン経過で回復しているのです。

■首の筋肉疲労をとる治療による回復パターン

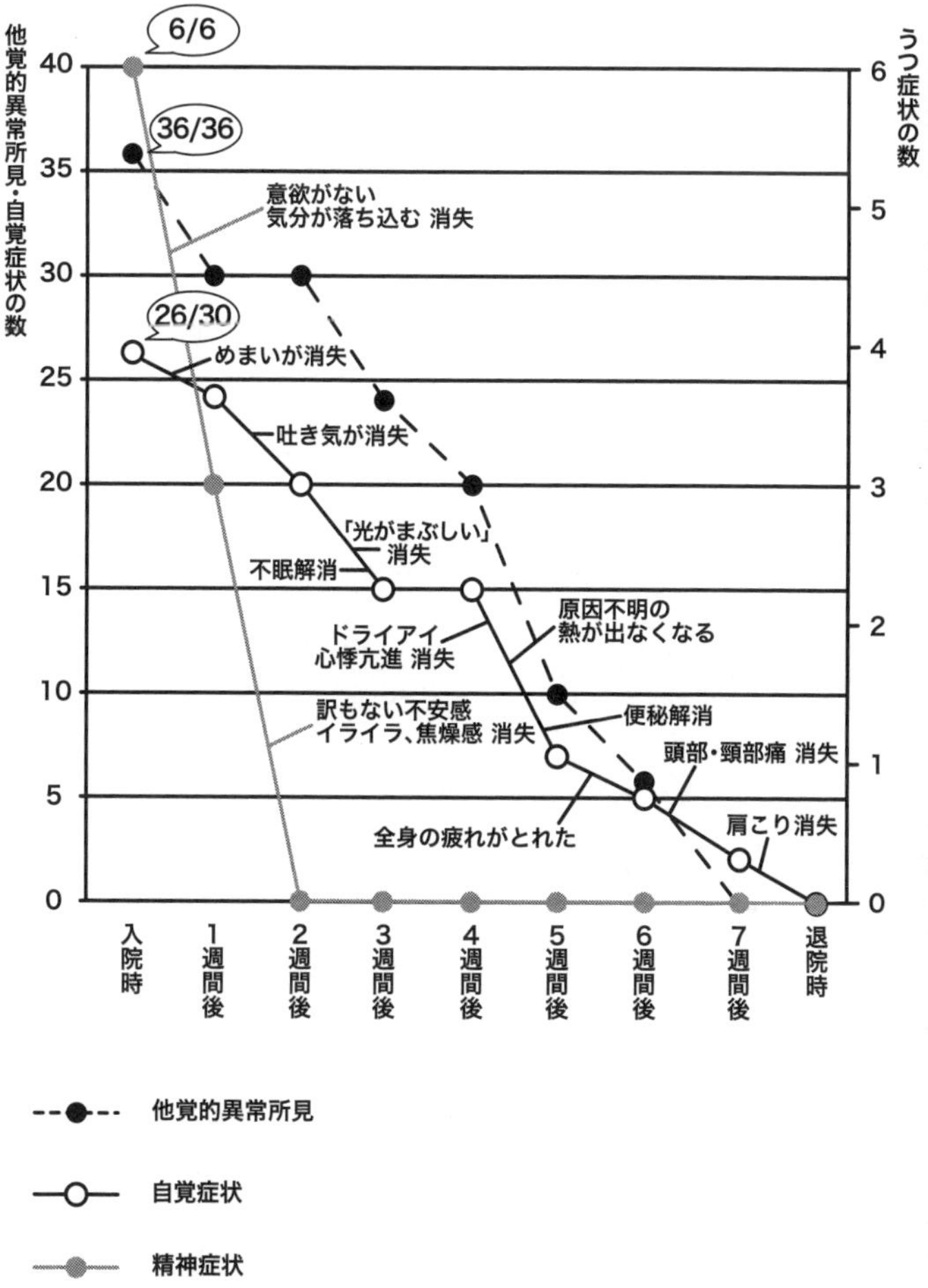

問診表の30項目のラインナップを見ていただければおわかりのことと思いますが、こうした数々の不調を、もし他の病院に訴え出たとしたなら、十中八九、「ストレスのせいかもしれませんねえ」のひと言で片づけられてしまうことでしょう。もっとレベルの低い医師に当たりでもすれば、「気のせいではないですか?」などと言われることもあるかもしれません。あるいは、心の病気を疑われ、他の病院を紹介されて「はい、サヨナラ」という場合もあることでしょう。

しかし、原因は「ストレス」でも「気のせい」でもないのです。

心に問題があるせいでもないのです。

首の筋肉疲労。

不調から脱出する出口には、この〝器質的な問題〟を解決しないかぎりたどりつけません。「ストレス」や「心」を相手にしていては、いかに懸命に探し回ったところで、出口は見えてこない。いや、それどころか、いっそう迷路にはまっていってしまうだけなのです。

首疲労を加速させる「二大原因」

それにしても、どうしてそんなにも首の筋肉に疲労がたまってしまうのでしょうか。ここで、首疲労という病気がどういうものなのかについて、簡単に説明しておくことにしましょう。

頸筋症候群、すなわち、首疲労を起こす人には、大きくふたつのパターンがあります。

1　長時間、うつむき姿勢をとる習慣がある人
2　ムチウチなど、過去に首や頭部を痛めた経験がある人

これらのうち、近年、特に問題になりつつあるのが、1のうつむき姿勢です。仕事や生活でパソコンを扱う機会が増えたために、長い間うつむきっぱなしになることが増えたのがたいへん大きく影響しています。

次の章でくわしく触れますが、現代の生活では、知らず知らずうつむき姿勢をとっていることがじつに多いもの。パソコン作業だけではなく、携帯電話やゲーム機の画面にうつむきっぱなしで釘づけになっている人も多いことでしょう。重い頭を支えながら、毎日のようにそういう姿勢をとり続けていれば、首の筋肉にかなり大きな負担がかかります。そ

して、いつしか筋肉がコチコチにこり固まってしまうのです。

また、2のほうは、車の追突事故やスポーツでのケガ、子供の頃に鉄棒から落ちたなどといったアクシデントから、首の筋肉を痛めてしまっているケースです。首の筋肉は、一度痛めてしまうと、自然治癒にまかせていても治らないことが多く、その結果、大小のさまざまな不調を引きずってしまうことが少なくないのです。

さらに、1と2が複合しているケースもよく見られます。

以前、首を痛めたことがあり、不調ながらもなんとかがんばってきた。そういうところに、連日のパソコン作業など、首に負担をかけるうつむきの生活が続いたために、てきめんに体のあちこちにひどい症状が出てきてしまったというパターンです。

いかがでしょう。

おそらく、〝とても他人事には思えない〟というみなさんも、かなりいらっしゃるのではないでしょうか。

そうなのです。

他人事ではありません。さきほどの問診表でチェックしていただいた結果、「軽症」クラスの首疲労に該当した人は多いはず。そういう人は、いつ「中症」や「重症」に症状が進んでもおかしくない状態にあると思ってください。今はさほどの支障を感じていなくとも、これ以上、首を疲れさせる生活を続けると、深刻な症状がどっと押し寄せてきても不思議ではない。すなわち、つらい不定愁訴やうつ症状など、仕事や暮らしを脅かすようなトラブルに見舞われる可能性が十分にあるのです。

首疲労によって起こる「三大症状」

ところで、首疲労が進むと、具体的にどんな症状に悩まされるようになるのか。これについて、もう少し紹介しておきましょう。

まず、どの首疲労の患者さんにも共通して見られるのが、首のひどいこりや張り、痛みです。

初診の際、患者さんの首を触診すると、どの方も必ず痛みを訴えられます。首の筋肉の重要ポイントを軽く押したりつまんだりしているだけなのに、「痛い！」と飛び上がったり、痛さのあまり涙をこぼされたりするのです。これは、すでに首の筋肉疲労が相当奥のほうまで進んでしまっている状態。また、過敏な状態を通り越して、痛みさえ感じなくなっている方もいらっしゃいます。こういった首の筋肉の異常が、さまざまな不調や病気を呼ぶ〝引き金〟となっているわけですが、そのメカニズムについては、次章でじっくり説明することにします。

ともあれ、この首こりによって引き起こされる代表的症状が、「緊張性頭痛」「めまい」「自律神経失調症」のみっつです。これらは首疲労の「三大症状」といっていいでしょう。

緊張性頭痛は、キリキリと締めつけられるような痛みがしつこく続くタイプの頭痛です。この頭痛は、長時間のうつむき作業などにより、首の後ろ側の筋肉が緊張し、そこを走る大後頭神経《だいこうとうしんけい》が圧迫されて起こるもの。つまり、首疲労からくる頭痛であり、私はこれを「頸性頭痛」と呼んでいます。また、首疲労の患者さんにはめまいを訴える人がたいへん目立ち、その多くは耳鼻科で治療をしても治りません。私は、首の異常から引き起こされるめまいを「頸性めまい」と呼んでいます。そして、こうした頭痛やめまいは、首の筋肉を治療することによってきれいに取り去ることができます。

さらに、自律神経失調症は、心身のあちこちにさまざまな不定愁訴が同時多発的に現われる病気です。どんな症状が現われるかは人によりまちまちですが、なかでも首疲労の患者さんに多い症状を次に列記してみます。

全身が重くてだるい、少し動いただけですぐ疲れてしまう、風邪を引きやすい、吐き気がおさまらない、静かにしているのに動悸《どうき》がする、いつも胃腸の調子が悪い、下痢や便秘を繰り返す、汗を異常にかく、微熱が続く、血圧が安定しない、なんとなく目が見えづらい、目が乾く、口が乾く、手足が冷える、天気が悪くなりはじめると体調が悪くなる、胸が圧迫されているような感じがする……。

いかがでしょう。このような症状が体じゅうのあちこちで現われ、それこそ「不調のオンパレード」のような状態になってしまうのです。

読者のみなさんはすでにお気づきのことと思いますが、これらの症状は、先の問診表の項目とほとんど共通しています。すなわち、首疲労による不定愁訴のほとんどは、自律神経が失調状態に陥ったことによって引き起こされているもの。そして、こうした自律神経失調症状は、首の筋肉さえ正常な状態に戻せば、100パーセント回復させることができるものなのです。

自律神経についてくわしいことは、次の章で述べることにします。

うつ病、慢性疲労症候群、パニック障害に進行することも

ここまでお読みいただいて、「首を疲れさせると、たいへんなことになるんだな」ということは、だいぶおわかりいただけたのではないかと思います。

でも、じつは症状の話はこれからが本番。

首疲労の〝ほんとうの怖ろしさ〟は、ここから先なのです。

それというのも、首疲労によって自律神経が失調をきたした状態が長く続くと、その不調が〝心も体もボロボロになりかねない怖い病〟へと進行してしまうことが少なくないからです。

たとえば、「頸性うつ」をはじめ、「慢性疲労症候群」「パニック障害」といった病気です。

「頸性うつ」というのは聞きなれない病名かもしれませんが、うつ病は「原因不明の精神疾患によるもの」と「首の筋肉異常が原因であるもの」と、大きくふたつに分かれます。

そして、昨今、社会問題化するほどに増えてきているのは、「首に原因がある頸性うつ」のほうなのです（くわしくは87ページを参照してください）。

とにかく、この「頸性うつ」にしろ、「慢性疲労症候群」や「パニック障害」にしろ、

一般の病院では原因もわからないまま、ほとんど治療らしい治療がなされていないことが少なくありません。実際に、まったく治らないまま、何年も症状を引きずって苦しんでいる患者さんがたくさんいらっしゃいます。

しかし、私の病院では、首の筋肉疲労をとる治療を施すことにより、患者さんの90パーセント以上がこれらの病から完全回復されているのです。この結果から見ても、これらの病気が首疲労からきているのは明らかだといえるでしょう。

そしてもうひとつ、怖ろしい現実を指摘しておかなくてはなりません。

というのは、近年、首疲労からこじらせた病気によって自殺を考える人が非常に増えているのです。

「頚性うつ」や「慢性疲労症候群」など、首疲労を原因とした病気では、うつ症状以外にもさまざまなつらい自律神経失調症状を伴うことが少なくありません。しかも、そういったつらさは周りの人になかなか理解してもらえず、なかには、「仮病」「さぼり病」といったレッテルを貼られてしまうようなこともあります。このような闘病を長年重ねていくうちに、次第に孤独感や悲壮感を深め、生きる希望を失って、自らの命を絶とうとする人が多いのです。

私の病院を訪ねてこられる患者さんにも、「何度死のうと思ったかわからない」「何回も自殺未遂を繰り返した」という方が非常にたくさんいらっしゃいます。しかし、そういう絶望の淵に立たされている患者さん方も、首の筋肉疲労をとる治療を受ければ、うつ症状のほうも体の症状のほうも日々着実によくなっていきます。そして、病状が快方へ向かうにつれ、みなさん口をそろえて「ああ、あのとき死ななくて、ほんとうによかった……」としみじみおっしゃるようになるのです。私は、そういう患者さんを、何人も何人もこの目で見てきました。

今、日本では毎日90人近い人が自殺をしているといいます。

おそらく、そのなかには、「首疲労の治療」さえ受けていれば、死を選ばずにすんだ人もいるのではないでしょうか。精神疾患のうつ病患者よりも、首が原因のうつ症状が出ている人のほうが自殺をする確率が高いのです。治療をしないで放置すると死に至るおそろしい病気です。

ですから、私はそういう方々を救うためにも、首の大切さをできるだけ多くの人に広めていきたいのです。

「ストレスは万病のもと」はもう古い考え方

さて――

首疲労の説明がつい長くなってしまいましたが、ここでもう一度、「ストレス」という問題について振り返ってみたいと思います。

私は先に、多くの現代人を悩ませているさまざまな体調不良は、「ストレス」が原因なのではないと申し上げました。

ほんとうの原因は首疲労です。

頭痛やめまいも、体のあちこちに現われる自律神経失調症状も、首の状態を正常にすることによって治ります。

また、うつ症状が現われるのも「ストレス」が原因ではありません。

ほとんどの場合、首疲労が原因です。

私の病院には、長年うつ症状に悩み、あちこちで「ストレスに対する治療」を受けてきた方が多数訪れます。そういう患者さん方も、それまでは何をしても一向によくならなかったのに、首の筋肉の異常をとることによって、みなさん完治しています。それが何よりの証拠です。

さらに、同じように、慢性疲労症候群やパニック障害においても「ストレス」は関係ありません。首の筋肉を正常な状態に戻せば、これらの病気も完治します。

つまり、頭痛やめまいなどの体調不良も、自律神経失調症も、うつ症状も、パニック障害も、慢性疲労症候群も、どれもみんな、「ストレスに対する治療」などまったく行なわずとも治っているのです。それは、私の病院にいらした患者さんたちの完治という事実が証明しています。

では、みなさんにお聞きいたします。

「ストレス」とは、いったい何なのでしょう。

よく「ストレスは万病のもと」といわれ、みなさん、それを疑いません。

多くの人々は、ちょっと体調が崩れたり、心が落ち込んだりすると、決まって「ストレスがたまっているせいかな」といった言葉を口にします。また、多くの医師も、何か原因のわからない症状にぶち当たりでもすれば、「ストレスかもしれませんね」といった言葉を軽々しく用います。

でも、実際、「ストレス」が原因で起こる不調や病気は、そんなにたくさんあるのでしょうか。

私は、これらの大部分はまちがっていると思っています。

もちろん私とて、「病気に対するストレスの影響」をすべて否定しようというのではありません。

ただ、〝なんでもかんでも「ストレスのせい」にしてしまえば、それで片がつく〟というような世間の風潮に対して〝異〟を唱えたいのです。医師から「ストレスのせいかもしれませんね」と言われたら、他の原因をちらとも思い浮かべず、思考停止状態で受け入れてしまうような、そんな態度でいてはいけないと主張したいのです。多くの人たちに〝ストレス信者〟になってしまってはいけないと呼びかけたいのです。

〝ストレス信者〟の人たちは、おそらく「首」という大切な要因には目もくれずにスルーしてしまうことでしょう。そうしたら、〝せっかく治る病気が治らなくなる〟という残念な結末になりはしないでしょうか。

私は、そういうことを心配しているのです。

原因がわからない病気をストレスのせいにする医師は信用できない

そもそも「ストレス」とは、カナダの生理学者、ハンス・セリエによって体系化された概念で、医学的には、「外部から何らかの刺激が体に加えられたとき、それに反応して心身が示す歪みや変調である」と定義されています。

ただ、この「ストレス」という言葉が指し示す範囲は、かなりあいまいです。

セリエは、もともと、外部からの刺激を「ストレッサー」、それによって起こる生体反応を「ストレス」と区別していたのですが、一般には、この両方の意味がすっかり混同されて用いられています。また、「ストレス」には、本来、「物理的ストレス」(暑さ、寒さなど)や「肉体的ストレス」(ケガや痛み、電車内の混雑)、「社会的ストレス」(社会情勢の不安定、経済不況)など、いろいろな種類があるのですが、今は「ストレス」というと、ほとんど「精神的ストレス」を指すものと理解している人が多いようです(このため、本書でも、「精神的ストレス」というもっとも一般的な意味合いで「ストレス」という言葉を使っています)。

とにかく、「ストレス」とは、よくよく考えはじめると、あいまいで実体がよくわからないものなのです。しかも、「ストレスを受けると、それを原因として心身にさまざまな変調が起こる」ということは、厳密に言えば、きちんと証明されていることではありません。

ですから、私はずっと以前から、〝こういう非常にあいまいな概念で、すべてを片づけてしまおうとするのはいかがなものだろう〟と疑問に思ってきました。でも、現実に目を向けると、「ストレス」という実体のわからない概念が勝手にひとり歩きをはじめ、みんな、これに翻弄されてしまっているわけです。

きっと、あいまいな概念だからこそ、その人その人に都合よく、便利に使われてしまっている側面があるのでしょうね。

医師の側は、原因がわからない病気や治療ができない病気は、何でも「ストレスのせい」にしてしまう。きちんと診断のできない医師にとって、「ストレス」は格好の逃げ道なんです。また、患者は患者で、「ストレスのせい」と言われると、簡単に丸めこまれてしまう傾向があります。「ストレス」という心にかかわる問題を持ち出されると、なんとなく神妙になって〝さもありなん〟という気持ちにさせられてしまう。水戸黄門ではありませんが、「ストレス」という印籠を差し出されることで、「へへ〜、おそれいりました〜」と頭を下げてしまうんですね。

みんながみんな、そういう思考停止の状態に慣れてしまっている。

「ストレス」と言われると、妙に〝わかったつもり〟になってしまう姿勢が、「真の原因」を見逃してしまうことへとつながっていたというわけです。

心療内科はいったい何を治すところ?

ところで、最近は心療内科が大はやりのようです。

おそらく、そこそこ大きな町ならば、駅の近くに10軒くらいは簡単に見つかるのではないでしょうか。

心療内科は、主に「ストレスが原因とみられる疾患」を、心と体の両面から治療していくところですね。ところがここでは、症状を軽くするということが目標となっていて、完治できる病気はほとんどないのです。

心療内科を受診することになるケースを挙げてみましょう。

食欲減退、胃のもたれ感、膨満感、嘔気《おうき》(吐き気)、胃痛で消化器科を受診した患者さんのうち、3人に2人は内視鏡検査をしても異常がありません。異常がないのに症状は続くという患者さんを前にすると、消化器科の医師はお手上げ状態になります。これは自律神経失調で、消化管のぜん動運動をつかさどる副交感神経の働きが悪いために起こることがほとんどなのですが、消化器科の医師はこのような患者さんを心療内科に送ることが多いのです。けれど、心療内科でも、気休めとしか言えない一時しのぎの胃薬や安定剤を渡すくらいしかできません。根本治療は自律神経失調症を治さなければいけないのですが、それは心療内科でもできないからです。

典型的な患者さんの例を挙げましょう。

Aさんは29歳のコンピュータ関係のサラリーマン。デスクワークが多いせいか、以前から、肩こり、目の疲れ、不眠などに悩まされていました。それが、1年半ほど前から、全身倦怠や吐き気、めまいが現われるようになり、内科を受診。特に異常は見当たりませんでした。なかでもめまいの症状がひどく、耳鼻科にも行ってみたのですが、そこで出された薬を飲んでも症状は一向によくなりません。耳鼻科の医師から「ストレスのせいではないですか」と言われ、心療内科を紹介されたのです。

その心療内科では「ストレスを原因とする自律神経失調症」と診断され、当座の症状をとるための薬を数種類渡されました。また、ストレスをためないための対策として、カウンセリングなどの心理療法を受けてみるよう勧められました。ただ、そのときのAさんは特に思い当たる悩みもなく、「ストレス」と言われてもあまりピンとこなかったそうです。それでもAさんは、数か月の間、医師に言われるがまま、心理療法や薬物療法の治療を受け続けました。しかし、症状のほうはまったくよくなりません。それどころか、全身の倦怠感、吐き気、めまいはひどくなる一方で、だんだん仕事にも支障をきたすようになってきました。

そのうち、医師から抗うつ剤も渡されるようになり、出される薬の種類や量も増えてきました。直感的に〝このままでは回復は難しい〟と感じたAさんは、他の病院を受診してみようと決意。いろいろ情報を探して、何軒目かに私の病院にいらっしゃったのです。Aさんが首疲労、すなわち頸筋症候群であったことは言うまでもありません。その後、Aさんは、3か月間通院して首の筋肉異常をとる治療を受け、すべての症状を解消させることができました。

それから4年経ちましたが、不調の再発はまったく見られません。完治して今は、同世代の人よりずっと健康状態もよく、バリバリ仕事をこなして、10歳若返ったと皆に言われているそうです。

こういう方が、じつにたくさんいらっしゃるのです。

Aさんのケースはまだいいほうで、なかには10年以上、原因不明の体調不良や不定愁訴に悩み、いろいろな病院を訪ね回ったり、症状が治らないまま我慢を続けていたりする方々もいらっしゃいます。どこの病院に行って検査を受けても「異常ありません」「気の持ち方ひとつです」「この病気とうまくつき合っていくしかありませんね」などと言われるだけ。また、そういう方々は、体のあちこちで痛みや不調が起こるたびに、その都度、薬を出してもらって症状をごまかしている場合がほとんどです。そんな〝いたちごっこ〟を何年も繰り返しているうちに、すっかり〝薬漬け〟になってしまっている患者さんもいらっしゃいます。

そして、長年の闘病に疲れ果て、体調の波が悪くなったときに、いとも簡単に「死」を選んでしまうのです。首こりからのうつ症状は、精神病の大うつ病やそううつ病よりはるかに自殺の頻度が高いのです。

そういう方々も、最初から「首疲労の治療」を受けてさえいれば、そんなに長い間悩んだり苦しんだりせずにすんだのではないでしょうか。原因を「ストレス」のせいにするのではなく、もっと早く「首」に着目していれば、そんなに人生を遠回りせずともすんだのではないでしょうか――私はそう思うのです。

「ストレスの可能性」を捨てて考えてみよう

日本の病院はいつもたくさんの外来患者さんで混雑していますね。

ある統計資料によると、その外来患者の75パーセントが不定愁訴で来ている患者さんなのだそうです。つまり、4人のうち3人が、原因のよくわからない体調不良や痛みなどを訴えて病院に来ているわけですね。おそらく、その外来の診察室では、患者さんと医師との間で、「原因はストレスかもしれませんねえ」「気のせいではないですか」「心療内科をご紹介しましょうか」といった会話のやりとりが頻繁になされているのではないでしょうか。しかも、不定愁訴はさまざまな診療科の症状が出るので、受診した科の症状を少し軽くする薬を処方されては追い返されるため、完治しません。そのためにいろいろな病院を受診することになり、どこの病院でも外来が混雑することになるのです。

しかし――

もし、みなさんが医師からそういう言葉をかけられたならば、私は一度「ストレスが原因」という可能性を捨てて考えたほうがいいと思います。

私に言わせれば、「ストレス」なんて、幻影のようなもの。実体のよくわからないあいまいなものです。そういう幻影を相手にして惑わされてばかりいると、「自分の病気を治す」という現実において、どんどん迷路にはまっていってしまう危険があります。自分のまわり、四方八方が「ストレス」というもやもやとした霧で覆われているような気になって、どこへどう進めばいいのか、かえってわからなくなってしまう。まさに「五里霧中」の状態に陥ってしまうのです。

ですから、「ストレス」なんて、はなっからないと考えて、相手にしないほうがいい。その可能性を捨てて考えたほうがいいんです。そして、「この不調は首からきているのではないか」といったように、別の可能性を疑ってみるといい。

そうすると、もやもやした霧が晴れてすっきりします。「ストレス」という幻影に惑わされず、迷ってしまうこともなく、遠回りさせられることもなく、極めて合理的に治療への道を進んでいくことができるのです。

みなさん、いかがでしょうか。

少なくとも、「この不調は首からきているのかも」という可能性をみなさんが選ばない理由はないはずです。

なぜなら、同じような病気でずっと悩んできた患者さん方が、実際に治っているのですから。長年、不定愁訴や原因不明の体調不良で悩んできた患者さん方が、みなさん首疲労を治すことによって完治しているのです。

それに、首疲労をしっかり治すと、悩みの症状や病気が解消するだけでなく、そのほかにもいろいろな「メリット」が生じます。

後でくわしく述べますが、首の状態がよくなると自律神経の調子が上向きになるために、体調がぐんと引き上げられます。たとえば、胃腸の調子がよくなって、ものがおいしく食べられるようになり、ぐっすりよく眠れて、疲れが翌日に残らなくなります。体のキレもよく、仕事も快調に進むでしょうし、女性の方であれば、肌や髪がきれいになり、何よりも笑顔が自然に出てきてより美しくなるでしょう。私の患者さんには、10歳から20歳も若く見られるようになった人もたくさんいらっしゃいます。化粧で外から肌をカバーしても、それも一時しのぎの薬と同じです。体の中から健康になると、内面から本当の美しさがにじみ出て若さも甦り、笑顔も自然に多くなってきます。

つまり、心も体もいい方向にシフトして、毎日がうまく回りはじめるようになるのです。

さまざまな不定愁訴に悩まされていた大勢の患者さんたちは、「ストレス」という言葉に惑わされてきました。けれど、首の筋肉を治すことで完治するのです。

ですから、みなさん――

なにもかも「ストレスのせい」にするのはもうやめましょう。

代わりに、首の健康というテーマに目を向け、首から自分を変えていくのです。そして、〝ほんとうの心と体の健康〟をつかみとっていこうではありませんか。

第2章　あなたの首にはこんなに負担がかかっている！

うつむきっぱなしで首を酷使していませんか？

私たちの首は、ずっと重い頭を支え続けています。

朝から晩まで、寝ているとき以外は片時も休まず、文句ひとつ言わずに支え続けているわけです。

――みなさんは、頭がどれくらいの重量なのかご存じでしょうか。

これは、約6キログラムといわれています。

6キロというと、500ミリリットルのペットボトルなら12本分。だいたい、大玉のスイカと同じくらいの重さです。想像しただけでも、かなりズシッとくる重さであることがおわかりいただけることでしょう。かぼそい首の筋肉が常にこの重量を支え続けていると考えると、ちょっとびっくりではありませんか？

ただ、これで驚いていてはいけません。

この6キロもある頭、いつもまっすぐ首の上に乗ってくれていればいいのですが、そうとは限りません。頭は前後左右いろいろな方向に傾き、そのたびに首の筋肉にかかる負担は大きくなります。なかでも、首の筋肉への負担がぐっとアップするのは、うつむきの姿勢をとったときです。一説では、このとき、首の後ろの筋肉にかかる負担は約3倍にもなるといわれています。

うつむいていると、頭が前に〝落ちないよう〟に、首の後ろ側の筋肉がずっと引っ張り続けて支えている格好になります。だから、筋肉にかかってくる負担がとりわけ大きくなってしまうわけです。

ところで――

首にもっとも負担をかけるうつむき姿勢。みなさんは1日にどれくらいこの姿勢をとっていると思いますか？

人それぞれだとは思いますが、なかにはかなりの時間うつむいている方も多いはずです。なにしろ、今はパソコンを使わないことには仕事が進まない時代。パソコンによる業務を中心に仕事をしている方なら、ほとんど1日中、うつむいて作業をしているような場合も少なくないのではないでしょうか。

しかも、うつむきになるのは、パソコンに向かっているときだけとは限りません。携帯電話でメールをしているときや携帯ゲーム機で遊んでいるとき、電車内で本を読んでいるときや、家で料理や洗いもの、編み物をしているとき……。みなさんもご自身の日常生活を目に浮かべてみれば、うつむき姿勢をとっているシーンがとても多いことに思い当たるのではないでしょうか。

こんなにうつむいていては、首の筋肉が悲鳴を上げるのも当たり前です。

私は、前の章で、首疲労の原因には大きくふたつある、と申し上げました。「うつむきの姿勢をとる習慣」と「ムチウチなどの外傷」です。

ただ、近年は、うつむきが原因で首疲労になる方がかなり増えてきています。なかでも、特に目立って多いのは、デスクワークをするサラリーマンやＯＬです。そういった知的労働をこなしている人々に体調不良やうつ症状を訴える人が急速に増えているのも、「日常生活の中でうつむき姿勢をとっている時間が一気に増えたこと」が大きく影響しているのではないでしょうか。

とにかく、現代社会では、みんながみんなうつむいて、これでもか、これでもかというほどに、首を酷使しています。そして、そういう〝首にムチ打つ日々〟を何年にもわたって積み重ねてきたために、もうどうにもならないほどの累積疲労を首の筋肉にため込んでしまっているのです。

さて、みなさんの場合はいかがでしょう。

みなさんの首は疲れてはいないでしょうか？　首の後ろ側の筋肉は悲鳴を上げていないでしょうか？

毎日の軽い「こり」が積み重なって大きくなっていく

きっと、ふだん自分がどれだけうつむいているかを考えて、空恐ろしくなってきた方もいらっしゃるのではないでしょうか。

では、ここで、どうしてうつむき姿勢によって首疲労が起こるのかについて説明をしておくことにしましょう。

そもそも、こりが生まれるのは、同じ筋肉を同じ姿勢でずっと使い続けているからです。同じ筋肉を長時間緊張させ続けていると、血液の巡りが悪くなり、酸素が十分に運ばれてこなくなります。本来、筋肉はエネルギーを生み出すために、酸素を利用してブドウ糖を二酸化炭素と水に分解しているわけですが、酸素が十分に入ってこないと、このシステムが不完全燃焼を起こすことになります。この不完全燃焼によって発生するのが、疲労物質の乳酸。そして、この乳酸が発生すると、筋肉は伸縮性を失って働けなくなってしまいます。これによって、こりを感じるようになるわけです。首の場合も、うつむき続けていると筋肉が緊張しっぱなしの状態になり、首の後ろ側にこの「こりを生む悪循環サイクル」ができてしまうということになります。

ただ、一応断っておきますが、これはあくまで、〝うつむきっぱなし〟〝筋肉が緊張しっぱなし〟になることが問題なのです。途中で筋肉をゆるめたり動かしたりすれば、再び血流に乗って新鮮な酸素が入ってきます。頻繁に酸素が入ってきさえすれば、乳酸は発生しません。ですから、たとえうつむいて作業をしていたにしても、その間、小まめに休憩を入れたり、ときどき首を動かしてストレッチをしたりしていればノープロブレム。首の筋肉に、こりや疲れはたまらないわけです。

もっとも、そうはいっても知らず知らずのうちに〝うつむきっぱなし〟になってしまうのが現実なのです。

みなさんも、パソコン作業などをしていたら、30分や1時間くらい、平気でうつむき続けているのではありませんか？　もっと長い時間うつむきっぱなしの方もいることでしょう。作業に集中していると、ついつい時間が経つのを忘れてしまうもの。〝気がついたら首や肩がガチガチにこり固まっていた〟というような行動を、ほとんど毎日のように繰り返している人もいるのではないでしょうか。

そういった生活習慣が首疲労を招くわけです。

首疲労は、本人も気づかないうちにいつの間にか進行してしまうことが多いもの。〝これくらい平気だ〟という軽度のこりや疲れが、毎日毎日積み重なっていくことによって、雪だるま式に大きくなっていってしまうものなのです。

ですから、「うつむきの多い生活」に多少なりとも身に覚えがある人であれば、誰でも首疲労に陥る危険があるということになります。

無理をすると一気に症状が悪化することも

なお、読者のみなさんは、〝いったい、どれくらいの時間うつむき続けると首疲労になるのか〟という目安をお知りになりたいのではないでしょうか。

たしかに、「パソコン作業をぶっつづけ〇時間やると首疲労になる」とか「毎日△時間以上うつむき姿勢をとってはいけない」といった目安があれば、わかりやすいし、予防もしやすいですよね。

でも、これはいちがいに言えません。

それというのも、首の筋肉の量や疲労の蓄積度は個人差が大きいからです。多少の負担では音を上げない首の持ち主もいれば、少しの負担でてきめんに症状が現われてしまう人もいるからです。ここで大切なのは、首の筋肉がどの程度発達しているかということ。首の長さも問題です。それに、先ほども申し上げたように、首疲労は長い年月をかけてじわじわと進むことが多いため、「○時間以上うつむきっぱなしだと、こういう症状が出る」といった基準ラインを出しにくいのです。

もっとも、長年少しずつ首に疲れをためてきた人が、〝首に大きな負担をかける作業〟をしたことによって、急に症状が悪化することはあります。

たとえば、22〜24ページの問診表でチェックが5〜10個だった「軽症」の人は、自覚はしていなくとも、いつ深刻な首疲労の症状が現われてもおかしくない状態です。そういう人が「徹夜で10時間以上もパソコン作業をする」とか「うつむいて行なう流れ作業を何時間も延々と行なう」といったような〝首に負担をかける作業〟を行なうと、一気に症状が進んでしまう場合がよく見られます。

首疲労はひどくなると筋肉の変性が起きてしまいます。そうなると、筋肉を休ませても元の健康な状態に戻らなくなるのです。そしてますます筋肉が硬くなり、触ると鉄や骨と区別できないほど硬くなってしまいます。

ですから、ふだんからできるだけ首の筋肉に負担をかけないように心がけるべきなのです。

それには、とにかく首の筋肉を小まめに休ませてあげるのがいちばん。

先に述べたように、たとえうつむきの作業をしていても、頻繁に休憩を入れ、首を休ませたり動かしたりしてさえいれば問題はありません。

休憩を入れる目安は、15分に1度が理想的です。それくらいの間隔で首の筋肉を休ませる習慣をつけていれば、まず大丈夫。後の章で紹介する「首休憩のコツ」（174〜176ページ）なども参考にして、積極的に首の健康をキープするようにしてください。

頭を打ったり首を痛めたりした経験はありませんか？

ところで、首疲労のもうひとつの大きな原因についても説明しておきましょう。

過去に「ムチウチなどの外傷」を負った経験があり、首の筋肉組織を痛めたことによって、さまざまな不調が起こるケースです。

みなさんも、子供の頃から現在に至るまでの自分の過去を振り返ってみれば、頭を強く打ったり首を痛めたりした経験が何度かあるのではないでしょうか。

いちばん多いのは、車の追突事故をはじめとした交通事故で首を痛めるケース。そのほかにも、子供の頃、鉄棒やジャングルジムなどから落ちたりしたことがあったかもしれませんし、自転車やオートバイで転んで頭部を打ったことがあったかもしれません。また、学生時代、ラグビーやサッカー、格闘技などの激しいスポーツをしていて、頭や首を痛めるケースも多いのではないでしょうか。

じつは、そういうふうに強い衝撃を受けた際に生じた「首の筋肉組織の損傷」は、時間が経ってもなかなか治らないことが多いのです。なかには、子供の頃に首を痛めて以来、何十年も不調を引きずっているような場合もありますし、何年も前に首を痛めた影響が今頃になって出てくるような場合もあります。首の筋肉は常に働いて頭を支えていなくてはなりませんから、他の筋肉と違って損傷が治りにくく、小さなトラブルが尾を引きやすいのです。

また、頭部外傷でも首の筋肉を痛めて、ムチウチと同じ症状が現われることもあります。頭部に外傷を受けて脳神経外科を受診すると、頭の検査だけをして「異常ありません」と帰されるケースがほとんどです。けれど、外傷を受けたあとしばらくして、ムチウチと同じ症状が出て困っている人は非常にたくさんいます。なぜそのようなことになるかというと、脳神経外科医に首の筋肉の診察ができる人が少ないからです。ほとんどの脳神経外科医は、首の筋肉の名称すら知りません。私はこの点を見直すべきだと思い、脳神経外科学会で、首の筋肉の診察法を発表し、教え広めるようにしています。

ちなみに、このような患者さんの首をレントゲン撮影してみると、たいていの場合、7個並んだ頸椎がまっすぐになってしまっています。本来は下のほうへ向かうにつれ、頸椎がゆるやかにカーブしているはずなのですが、そのカーブが失われてしまっているのです。これは「ストレートサイン」といって、首の筋肉が本来の働きを果たせなくなることで起こる現象。首の筋肉が硬くなり、伸びなくなっているために、そのしわ寄せが頸椎に及び、並びがだんだんまっすぐになっていってしまうのです。

これは、30年ほど前、私がムチウチの研究をしていたときに発見した異常所見で、首疲労から不定愁訴を起こしている患者さんには、ほとんどの場合、このストレートサインが見られます。おそらく、整形外科などでレントゲンを撮った際、医師から頸椎がまっすぐになっていることを指摘されて「ストレートネックですね」と言われた経験がある人も多いのではないでしょうか。

ですが、じつを言うと、この「ストレートネック」という言葉は、私が「ストレートサイン」を発見した数年後に、勝手にひとり歩きをしてしまって一般に広まったものなのです。現在、「ストレートネック」という言葉は、単に「頸椎がまっすぐになっている状態」を指し、〝こういう人に首の症状が出る人が多い〟という程度に使われています。首の筋肉からの影響についてはまったく触れられていないようです。ですから、残念ながら〝正しくない理解〟のもとで広まっていってしまったということになりますね。

ともあれ、過去に頭や首を痛めた経験のある人、また、整形外科などで「ストレートネック」を指摘されている人は、首の筋肉のどこかに通常の働きができなくなっている部分がある可能性が大きいのです。その分、首疲労に陥る危険が高いことになりますので、思い当たる人は特に注意をされたほうがいいでしょう。

首疲労によって自律神経トラブルが起こる

さて、ここまで首疲労を起こす二大原因について見てきました。

それにしても、いったいどうして、こうした首の筋肉疲労がさまざまな不定愁訴やうつ症状を引き起こすことにつながるのでしょう。

じつは、このメカニズムについては、首の筋肉異常が自律神経の異常をひき起こすことはわかってきましたが、それ以上のことはまだはっきりとは解明されていません。メカニズムは解明されていませんが、治療法は先に確立されています。

現に、さまざまな不定愁訴やうつ症状が、首の筋肉異常をとることによってほとんど治っているのです。それまで治療が不可能だった数々の病気が、首疲労の治療を施すことによって完治しているのです。すなわち、「治っている」という事実がすべてを物語っているわけですね。

さまざまな不調に大きな影響をもたらしていると思われるのは、自律神経です。

自律神経とは、内臓の動きや呼吸、心拍数、血圧、血行、体温などの生命活動をコントロールしている神経で、体のすみずみにいたるまで網の目のように張り巡らされています。たとえば、心臓が正しく鼓動を打ったり、胃や腸が動いて食べたものをすみやかに先の器官へ送り、消化液を出して消化・吸収したり、暑いときに汗をかいたり末梢血管を開いたりして体温を下げるのも、この神経が自動的に調整していること。自律神経がこういった絶妙なコントロールをしながら、休みなく働いてくれているからこそ、私たちは特に意識しなくても、〝いつも通り〟の安定した生活を送ることができているわけです。

ですから、自律神経が正常に機能しなくなると、その波紋は、内臓の動き、心拍数、血行、体温など、すべてに及びます。胃腸の調子がおかしくなるかもしれませんし、心臓はドキドキと変な打ち方をするかもしれません。呼吸が苦しくなったり、汗をたくさんかいたりといったことも出てくるかもしれません。また、まるで体のあちらこちらがいっせいに叛乱《はんらん》でも起こしたかのようにさまざまな不調に見舞われるかもしれません。このように、心身がコントロール不能の状態に陥って、〝いつも通りの安定した生活〟が送れなくなってしまうことでしょう。

要するに、さまざまな不調が起こるのはこれが理由。「首の筋肉異常↓自律神経を圧迫↓自律神経が失調状態に陥る」といったメカニズムが働いて、不定愁訴やうつ症状が現われるのです。不調は、まず身体症状が先に現われて、うつなどの精神症状は最後に出ます。これは、治療を進めていくと、逆の流れをたどります。首疲労に対する治療を始めると、入院治療なら、早ければ1週間で精神症状は消えてしまいます。身体症状のほうはそのあと、首の筋肉の異常箇所の数が減るにつれて徐々に消失していくのです。

どうでしょう。みなさん、ご納得いただけましたでしょうか。

自分という〝車体〟が操縦不能に陥ってしまう

自律神経について、もう少し述べさせてください。

よく知られるように、自律神経には「交感神経」と「副交感神経」とのふたつがあります。

交感神経は、心と体を「がんばるモード」にシフトする神経です。これを「戦闘モード」と言い換えてもいいかもしれません。

この神経は、仕事で緊張したときや身の危険を感じたとき、スポーツや人間関係で何かを争っているときなど、〝ここぞ〟というときに優位になります。そういった場面でより力を生み出せるよう、心拍数や血圧を上げ、呼吸を速くし、血管を収縮させて、心と体を焚《た》きつけるように働くのです。これによって胃腸の動きは鈍くなります。言うなれば交感神経は、よりがんばるための「心身のアクセル」のような役割を果たしているわけです。

一方の副交感神経は、心と体を「リラックスモード」にシフトする神経です。

こちらの神経は、安心してくつろいでいるときや寝ているとき、気持ちが癒されているときなどに優位になります。よりゆっくりと休めるように、心拍数や血圧を下げ、ゆったりした呼吸にし、血管を拡張させて、心と体を落ち着かせるように働くわけです。これによって胃腸の動きは活発になります。副交感神経は、よりリラックスするための「心身のブレーキ」のような役割を果たしているといっていいでしょう。

なお、この「アクセル」と「ブレーキ」は、両方がバランスよく使われていてこそ、うまく機能するものです。車やオートバイなどもそうですが、スピードを上げたいときは「アクセル」を踏む、スピードを落とすべきときは「ブレーキ」をかけるといった絶妙のコンビネーションが成り立っていて、はじめてうまく運転できるものです。それと同じように、人間の体も「交感神経というアクセル」と「副交感神経というブレーキ」をバランスよくかけることができないと、自分という〝車体〟をうまく乗りこなせないようにできているわけです。

しかし、この「アクセル」と「ブレーキ」がうまく機能しなくなったら、いったいどうなることでしょう。スピードが出すぎたり、ブレーキが利かなくなったりすれば、自分という〝車体〟が操縦不能になって、あっという間に事故や問題を起こしてしまうのではないでしょうか。

すなわち、自律神経の失調状態とは、このように「交感神経＝アクセル」と「副交感神経＝ブレーキ」のバランスがとれなくなってしまった状態のことを指しているのです。首の筋肉異常をきっかけとして、「アクセル」と「ブレーキ」の配線が混乱を起こし、「胃腸の調子がおかしい」「動悸や息切れがする」「体温がうまく調節できない」「血圧が安定しない」といったさまざまな〝故障〟が、次から次に〝車体〟のあちこちに出てきてしまうわけです。

ブレーキの故障でアクセルを踏みっぱなしの状態に

では、首疲労による自律神経失調では、「アクセル」と「ブレーキ」にどのような問題が生じているのでしょうか。

これは、どうやら「ブレーキ」側に問題があるようです。

副交感神経のほうが失調をきたし、その結果、相対的に交感神経のほうが優位な状態が続くことになってしまう。すなわち、「副交感神経というブレーキ」の利きが悪くなったために、結果的に「交感神経というアクセル」をずっと踏み続けているような状態になってしまうとみられるのです。

これは人間の心身にとって、たいへん危険な状態です。交感神経は〝ここぞ〟というときに「戦闘モード」になって力を出すためのシステム。それが「アクセル」を踏みっぱなしで、常時「戦闘モード」のような状態になっていては、心も体もすぐにエネルギー切れになって燃えつきてしまいます。休みたくても「ブレーキ」がうまく利かないから休むこともできない。それで、心身が疲弊しきって〝燃えカス〟がくすぶっているような状態のまま、延々と走らされるようなハメに陥ってしまうわけです。

こんなひどい状態では、心や体の機能が大きく落ち込み、さまざまな〝故障〟が発生するのも当然でしょう。

自律神経失調症というのは、このように心と体のコントロール機能がアンバランスになってしまう病気なのです。

ちなみに、自律神経失調症は、長らく〝治療のしようがない病気〟と見なされてきました。病院を受診しても、たいていは当面のつらさや痛みをごまかす薬を出されるだけ。その薬が切れればまたつらくなるうえ、神出鬼没というほどあちこちにいろいろな症状が現われるのです。それで、体のあちらこちらで悲鳴が上がるたびに、薬に頼って症状をごまかす。そんな〝堂々巡り〟を繰り返すうちに、すっかり〝薬漬け〟になってしまう患者さんもたくさんいらっしゃいました。

しかし、その病気が首の筋肉疲労をとることによって〝完治可能〟となったわけです。

現在のところ、私が発見した首疲労治療は、自律神経失調症を根治させることのできる

〝世界でただひとつの治療法〟といっていいでしょう。

自律神経失調の原因は「ストレス」ではない

ところで――

第1章で言及した「ストレス」の問題に、ここでもう一度触れておきたいと思います。自律神経がバランスを崩すのに、「ストレス」はいったいどの程度関与しているのでしょうか。

一般的には、「精神的な緊張やプレッシャーなどの『ストレス』が続くと、自律神経の交感神経が優位に傾き、心身を『戦闘モード』にするためのアドレナリンやコルチゾールといったホルモンが分泌される。そして、こうした『ストレス状態』が長く続くと、心身にさまざまな変調や異常が引き起こされる」――と、だいたいこのように理解されているようです。自律神経がバランスを崩す元凶は「ストレス」であり、さまざまな自律神経失調症状が起こるのもそのせいだというわけですね。

でも、私はこういった説を、とても額面通りには受け取れません。

私は、副交感神経の機能の落ち込みのほうに問題があると考えています。それに、こうした失調の〝すべて〟が「ストレスのせい」で引き起こされるという認識も、大いに疑問だと思います。

もし、すべてが「ストレスのせいだ」というなら、どうして首疲労の治療をすることによって自律神経失調症が治っているのでしょう。「ストレス」をとるための治療など一切行なわず、ただ、首の筋肉異常を解消しているだけなのに、どうしてさまざまな自律神経失調症状が消えていくのでしょう。

体の一部である首の筋肉の異常は、手で触るとわかるものです。筋肉異常を治療すると、触診でも異常がなくなっているのがわかります。その筋肉異常と不定愁訴は、並行して消えていくのです。そこにはストレスなどまったく介在していません。

自律神経の原因がストレスではなく、首の筋肉の異常であることについては、私が2008年に日本自律神経学会で行なった発表でも、賛同をいただいています。〝自律神経失調の原因がストレスである〟などというのは、悪く言えば空想、あるいは思い込みにすぎないのです。原因が首の筋肉にあることは、たくさんの患者さんで実証されているのですから。

私はこれまで、およそ15万人以上もの自律神経失調患者を、首の筋肉異常をとる治療によって治してきました。心療内科や精神科で「ストレスに対する治療」を受けても治らなかったたくさんの方々を、首の筋肉を治療することによって治してきたのです。これらの「結果」は、私たちが自律神経トラブルを防ぐために、何を重視しなくてはならないかを明白に物語っているのではないでしょうか。

うつむき姿勢で現代人の〝歯車〟が狂い出す

自律神経に関する説明がだいぶ長くなってしまいましたね。

ただ、これは、私たち現代人が心身の健康をキープするためには、もう避けて通ることのできない大きな問題なのです。

もちろん、みなさんにとっても他人事ではすまされません。

それはなぜか？

この章のはじめに、「うつむき姿勢」のことについて触れましたね。

そうです。

何を隠そう、自律神経に失調をきたして心身に不調を訴える人の多くは、このうつむき姿勢から首疲労になってしまった人々なのです。

　ですから、日頃から「うつむいてばかりだなあ」という自覚がある人は十分に気をつけなくてはなりません。なにしろ、首を酷使してばかりいると、いつ恐ろしい自律神経失調症状に襲われてもおかしくないのです。それに、はっきりとした自覚症状がなくとも、「なんとなく体がだるいなあ」とか「どうもこの頃体調がすぐれないなあ」とかといったことを感じているなら、それも首疲労によって自律神経のバランスが崩れはじめている兆しなのかもしれません。

　首疲労による自律神経失調は、最初は〝誰でも多少は思い当たるような〟不調の波からはじまります。しかし、それを放置しているうちに、その不調の波がどんどん大きくなって、そのうちに、まるで津波に襲われるような、手のつけられない状態になっていってしまうものなのです。

　それは、歯車のトラブルに似ています。

　時計や機械などの歯車って、どんな小さな歯車に不具合が生じても、後あと大きな問題を引き起こしてしまうものですよね。小さなひとつの歯車が錆びついてかみ合わなくなった影響が、連鎖的に複数の大きな歯車へと及んでいって、しまいには全体の機能が損なわれてしまう。

人間の自律神経失調でも、これと同じようなことが起こります。

そして、現代社会では、うつむき姿勢によってこの〝歯車〟の調子を狂わせている人が非常に増えてきているわけです。うつむきからくる首の筋肉疲労によって、「アクセル」と「ブレーキ」をつかさどる〝歯車〟が、少しずつズレてかみ合わなくなってきているわけです。

いかがでしょう？

みなさんご自身にとっても、とても〝身近な問題〟であることがおわかりいただけましたでしょうか。

日本に元気がないのは「うつむき社会」のせい

現代は「うつむき社会」です。

この「うつむき社会」という言葉が表しているのは、ひとつには「誰も彼もが、うつむき姿勢ばかりとっている社会」だということ。

ただ、それだけではありません。

「『うつ』へ『向かっている』社会」だという意味も込められています。

つまり、いつもいつも、うつむいてばかりいるために、心と体が「うつ」の方向へシフトされやすくなっている——日本はそういう社会になりつつあるんだということを言いたいのです。

考えてもみてください。

最近、どうも日本人は元気がありません。電車に乗ったときなど、周りを見渡してみても、いかにも疲れていそうな人や、いかにも不機嫌そうな人、いかにも調子が悪そうな人……そんな人ばかりが目につきます。なんだか、みんながみんな、下を向いてしまっているようです。

私は、そういうところにも「うつむき姿勢」の影響が出てきているのではないかと感じています。日頃、パソコンや携帯電話を前にしてうつむいてばかりいるから、首に疲労をため込んでしまう。それによって自律神経の〝歯車〟がかみ合わなくなり、心の調子も、体の調子も落ち込んできているのではないかと思うわけですね。心も体も〝うつうつとした方向〟へと向かってしまっているのです。

しかも、こういった傾向は、老若男女を問わず、年々顕著になってきているのではないかという気がします。

たとえば、うつむきっぱなしで携帯型ゲームに夢中になり、声をかけられても返事すらしない子供たち、入社してからパソコンだけを相手に仕事をし、いつのまにかこりや痛みなどの不調だらけになってしまったOL、うつむいてばかりで〝草食系〟になってしまったのか、やる気や意欲が一向に感じられない若者たち、そして、不況に立ち向かうエネルギーを失い、無気力やうつにさいなまれる中高年ビジネスマン……みんながみんな、そうだとは言いませんが、「うつむき社会」の〝代償〟は、日本のあらゆる世代にじわじわと影を落としつつあるのではないでしょうか。

私は、このままでいくと、「一億総首疲労」になってしまう日が到来するのも、そう遠くはないという気がしています。もしそんな事態になったら、この国の人すべてがあちこちに体調不良を訴え、うつうつとした気分に支配されるようになってしまうのではないでしょうか。うつ症状に陥って自殺を考える人も、今以上に増えていってしまうのではないでしょうか。

もちろん、そんなことになってほしくはありません。

だからこそ、今のうちからひとりひとりが首疲労という問題をもっと真剣に考えていかなくてはなりません。また、そのひとりひとりの力でこの「うつむき社会」を変えていかなくてはなりません。

私は、そのように考えています。

首の疲れがとれれば、〝歯車〟がいい方向へと回りはじめます。心にも体にも、失われていた活力が満ちてきます。

だからみなさん、下を向かず、うつむかずに、首から自分を元気にしましょう。そして、首から日本を元気にしていきましょう。

第3章 首疲労治療で完治可能になった16の病気

もう遠回りする必要はない

今の世の中には、「非常に悩んでいる人の数が多いにもかかわらず、根本的な治療ができていない病気」がたくさんあります。

そういった病気に見舞われた患者さんは、「我慢する」か、「薬を服用して症状を一時的にごまかす」か、あるいは「治る治療法を求めて病院を渡り歩く」かといった選択を迫られることになるわけです。いずれにしても、根治には程遠く、かえって状態を悪化させてしまうケースが多いのではないでしょうか。

しかし――

首疲労治療の登場によって、「これまで根本的な治療ができなかった病気」「完治をあきらめざるを得なかった病気」の多くが治るようになってきたのです。

そもそも首という部位は、長い間、医学界の盲点でした。

現代医学では「部位別」「臓器別」の研究が進み、それぞれ縦割り化・細分化されています。ただ、その結果、自分の専門の分野のことはくわしいけれど、「専門外のことはわからない」という医師がたくさん生まれることになってしまいました。「首からくる病気」は、そういう医学界の縦割りシステムのために、〝まったく〟といっていいほどかえりみられてこなかったのです。実際に、自身の専門分野ではそこそこ名を知られていたとしても、質問してみると「首の筋肉の名称」さえ知らないような医師は数え切れないほどたくさんいます。

そういう医師の頭には、「病気の原因が〝首〟にある」という可能性など、きっとよぎりもしないでしょう。

迷惑を被るのは患者です。

ほんとうは首に原因があるにもかかわらず、その可能性などまったく知らされずに遠回りしている方は、きっとたくさんいらっしゃるはずです。最初の〝治療の窓口〟を間違えてしまったために、一向に悩みや痛みから解放されず、行き場を捜しあぐねている方は途方もない数になります。全国の病院の外来患者さんの4人に3人です。

でも、もう遠回りしなくていいのです。

私は、首疲労治療を施すことによって、「これまで治療が不可能だった16の疾患」が治療できることをつきとめました。しかも、「一時的によくなる」とか「症状が改善する」とかといった不完全な治療ではなく、「完治させられる」ことが明らかになっているのです。

それは、これまでの治療成績の数字が証明しています。これから述べる16の疾患で私の病院で治療を受けた患者さんは、いずれも90〜100パーセントという非常に高い確率で完治に至っています。

完治できるようになったのは、緊張性頭痛、めまい、自律神経失調症、うつ状態（頸性うつ）、パニック障害、ムチウチ、更年期障害、慢性疲労症候群、ドライアイ、多汗症、機能性胃腸症、過敏性腸症候群、機能性食道嚥下《えんげ》障害、血圧不安定症、VDT症候群、ドライマウス——この16の疾患です。

いずれも、これまでは根本的な治療ができなかった病気です。

この章では、これらの病気が「なぜ首疲労を解消することで治るようになったのか」をわかりやすく紹介していくことにしましょう。

緊張性頭痛——頭痛の大半を占める病気

仕事中、頭痛に見舞われる人は多いものです。たとえば、次のような症状が続くことはないでしょうか。

「ハチマキを締めたように、頭の周囲を締めつけられるような痛みがある」「後頭部から首筋にかけて突っ張ったような痛みがある」「頭に重石でも乗せられているかのような頭重感がある」「毎日のようにダラダラと痛みが続く」「夕方、疲れてくる頃になると痛みが増す」

これらは、緊張性頭痛の典型的な症状です。

慢性の頭痛の主なものは、「片頭痛」「緊張性頭痛」「群発頭痛」のみっつに分けられるのですが、とびぬけて多いのがこの緊張性頭痛。緊張性頭痛は頭痛全体の約70パーセントを占め、およそ２２００万もの人が悩んでいるとされています。

ところで、緊張性頭痛は、デスクワーク、特にパソコンを使って仕事をしている人にたいへん目立ちます。これはなぜかと言うと、うつむきの姿勢をとることが多いから。長時間うつむいていると、首の後ろ側の頭半棘筋《とうはんきょくきん》が緊張し、その筋肉をつらぬくように走っている「大後頭神経」が圧迫されることになります。これにより、キリキリと締めつけられるような症状が起こっているわけです。

すなわち、緊張性頭痛は明らかに首疲労からもたらされる病気。そのため、私はこれを「頚性頭痛」と呼んでいるのです。その証拠に、首疲労を治療し、首の後ろ側の筋肉を正常に戻せば、痛みはきれいに消え、以後は仕事中に緊張性頭痛の症状に悩まされることもパタッとなくなります。何十年間も、いつも頭痛があって頭痛薬を手放せなかった患者さんが、魔法にかかったように完全に痛みから解放されるのです。完治した患者さんは、みなさん口をそろえて、ウソのようだとおっしゃいます。

ちなみに、緊張性頭痛は、かつては「仕事の精神的ストレスが原因」などといわれていたこともあり、痛むたびに鎮痛剤でごまかすくらいしか手がありませんでした。きっと、〝このタイプの頭痛はがまんするしかない〟とあきらめていた人もかなりの数にのぼるのではないでしょうか。それが、首の筋肉疲労が原因であることがわかり、はじめて根本的に治す道が開けたわけです。

なお、脳神経外科医として、ひとつ付け加えておきましょう。

頭痛は、慢性の頭痛以外にも、脳梗塞や脳出血、くも膜下出血、脳腫瘍、髄膜炎などによって起こる場合があります。いずれも生命にかかわる危険な疾患です。「いつもとは違う頭痛」や「吐き気やふらつき、麻痺やしびれなどを伴う頭痛」を感じたら、決して放置せずに、すみやかに病院の診察を受けてください。

めまい――耳鼻科で出された薬を飲んでも一向に症状がとれない

めまいを感じたとき、みなさんはどの診療科を受診するでしょうか。

ふつうは耳鼻科ですよね。

ところが、耳鼻科を受診して、出された薬を服用しても一向に治らないというめまいも少なくないのです。なぜなら、その症状が「メニエール病」や「メニエール症候群」といった〝内耳の異常〟からきているものなのではなく、〝首の筋肉の異常〟からきているものが圧倒的に多いからです。私はこういった首の異常を原因とするめまいを「頚性めまい」と呼ぶようにしています。最近では、めまいで耳鼻科を受診するのは間違いではないかと思うほど、「頚性めまい」の患者さんが数多くいらっしゃいます。

たとえば、私の病院にいらっしゃる頚性めまいの患者さんは、しばしば次のような症状を訴えます。

「天井がグルグル回るように感じる」「いつも船に乗っているようなフラフラ感がある」「歩いたり立っていたりするとき、なんとなく不安定」「雲の上を歩いているようなフワフワ感がある」「横になっていると、地中に引きずり込まれる感じがする」「平らな地面が波打っているように感じる」――人によって訴え方はさまざまですが、こうした症状が首疲労の治療を行なうことによってほとんど治っているのです。10年以上耳鼻科でもらった薬をのみ続けてもめまいが治らず悩まされてきたようなケースや、耳鼻科で手術まで受けたのに治らなかったケースできれいに症状がとれ、再発もなく治まっています。

その治癒率は98・14パーセント。

めまいは首疲労の三大症状であり、私のもとにいらっしゃる首疲労の患者さんも大半の方が訴えられています。みなさんも耳鼻科で出された薬を飲んでも治らないような場合は、頸性めまいを疑ってみるべきでしょう。

自律神経失調症――体のあちらこちらの不調がいっせいに押し寄せてくる

自律神経失調症は、首疲労で起こる代表的疾患です。

ただ、この病気については、第1章、第2章でもだいぶ触れましたので、ここは簡単な説明にとどめたいと思います。

自律神経失調症をひと言で表わすなら、「体がいうことを聞かなくなり、心身がいたるところで不協和音を奏ではじめる病気」といったところでしょうか。首の筋肉疲労によって交感神経と副交感神経のバランスが崩れ、体調維持のシステムがコントロールできない状態に陥ってしまっているわけです。

わかりやすく言うなら、みなさんが「病気から身を守るための堤防」を築いていると思ってください。もし1か所に多少の水漏れがあろうとも、そこだけならしっかり修繕することで事なきを得られるはずです。でも、あっちにもこっちにも小さな水漏れがいっせいにたくさん起こってしまったらどうなるでしょう。こっちを直している間にあっちがひどくなったり、あっちに手を焼いている間に、新しい水漏れが噴出したりするかもしれません。そして、どこから手をつけていいかわからず、混乱したあげくに疲れ果ててしまう。自律神経失調症とは、そういう病気です。今、現実にどこの病院でも行なわれている治療は、あちこちで水漏れがしているのに自分が担当しているところだけ一時しのぎで押さえているようなものなのですが、他の部位の水漏れは放置されたまま、というのが現状です。元栓を閉めるように本当に修理すべきところ1か所を直せば水漏れがしなくなるように、症状もすべて完治するのです。

もっとも、ひとつひとつの〝水漏れ〟を取り上げてみれば、〝病気〟というほどのことでもない小さな不調であることも多いものです。たとえば、「吐き気がおさまらない」「のぼせやすい」「汗がたくさん出すぎる」「静かにしているのに心臓がドキドキする」「つばが出ずに口が乾く」「つばが出すぎる」「夜、なかなか寝つけない」「暖かいところや寒いところに行くと気分が悪くなる」「原因のわからない下痢や便秘が続く」「わけもなくイライラする」「ちょっとしたことで落ち込む」といった数々の不調は、ひとつひとつをとってみれば、たいしたことのない症状に思えるときもあります。

しかし、こういった数々の不調が同時多発的に体じゅうに現われたら、どんな状態になるかを想像してみてください。〝体がいうことを聞かなくなる〟状態のつらさがどんなものか、おわかりいただけるのではないでしょうか。

なお、こうした症状を訴えて病院へ行き、胃腸や心臓、血液などを検査したとしても、たいていの場合、異常は見当たりません。診断も、「自律神経失調症」という診断が下ればその病院のレベルは高いと言えますが、それから先の治療はできません。むしろ、ほかの病名をつけられたり、「異常なしだから」と帰されてしまったりすることが多いのです。

たとえ自律神経失調症という診断をされたとしても、今のところ、私の病院以外では〝診断するだけで治療法がない〟という状態です。先にも申し上げたように、薬物療法は対症療法にすぎず、ただ、薬の数と量が増えていくだけ。そもそも「ストレスをとれば、症状が治せる」という発想自体に誤りがあるのです。

だから、たくさんの患者さんが行き場を失って、さまようことになってしまうわけです。非常につらい症状を抱えながら、どうすればいいのかわからない状況へと追い込まれてしまっているわけです。

首疲労治療は、自律神経失調症を完治させることができる唯一の治療法です。私の病院では１００パーセント近い完治率であり、その成果は２００８年の第61回日本自律神経学会でも報告しています。私は、この病気に悩むひとりでも多くの方に、「首疲労」のことを知っていただきたいと願っています。

うつ状態（頸性うつ）――急増する「うつ」の大半は「首」が原因だった！

「うつ」はもはや誰にとっても身近な病気です。

みなさんにも「うつ病」というほどではないけれど、「ちょっと〝うつっぽく〟なったくらいのことはある」という人は多いのではないでしょうか。

たとえば、次のような症状が思い当たることはないですか？

「理由もなく気分が落ち込む。気が滅入ってしょうがない」「何もする気が起こらない。意欲が湧かない」「集中力が低下して、仕事や作業を続けることができない」「わけもなく不安になって、すべてが悪いほうへ行くような思いにとらわれる」「人に迷惑ばかりかけていて、自分は何の役にも立っていないような気がする」「小さなことですぐにイライラしてしまう」「決断力が鈍ってきて、簡単なことでも自分で決めることができない」「夜、なかなか眠れない。眠ってもすぐに目が覚めてしまう」

いかがでしょう。

きっと、多少心当たりがあるという人もいらっしゃるはずです。

こういった悩みを精神科や心療内科に訴え出たなら、即「うつ病」と診断されて、抗うつ剤を出されるハメになってしまうかもしれませんね。だけど、〝それはちょっと違う〟とは思いませんか？　〝たしかに落ち込んだり不安になったりすることは多いけど、自分は「うつ病」ではない〟という確固とした思いを抱いている人は、じつはかなりの数にのぼるのではないでしょうか。

そう。みなさんのこういった不調は、本物の「うつ病」ではありません。

単に、首の筋肉疲労から「うつ状態」に陥っているだけなのです。じつは冒頭に挙げたのは、いずれも私の病院にいらっしゃる首疲労の患者さんが訴える典型的な「うつ状態」の症状。そして、こうした患者さん方の「うつ状態」は、首の筋肉を治療することによって、ほとんどすべて、きれいに治っているのです。

ここは少しくわしく説明しておくことにしましょう。

そもそも、「うつ」は、本物の「うつ病」と、「うつ状態」とのふたつに分けて考えなくてはなりません。

本物の「うつ病」のほうは、正式には「大うつ病」に代表される原因不明の精神疾患です。また、この「うつ病」のカテゴリーに、一般にそううつ病と呼ばれる「双極性障害」も含まれます。いずれにしても、これらの精神疾患の場合は、精神科における専門治療が必要。ただし、これらの場合、医学的に見て、発症が急増することはそうは考えられません。昨今、急増して社会問題化している「うつ」は、あきらかにこれらの精神疾患とは〝別もの〟なのです。

では、今、増えに増えている「うつ」はいったい何なのか。

それがもう一方の「うつ状態」です。こちらは、原因不明なのではなく、〝何らかの原因があってうつ的になった状態〟のこと。心の症状以外にも体のあちこちにさまざまな不定愁訴を訴えるのが特徴で、「仮面うつ」「軽症うつ」などと呼ばれることもあります。いま、社会に蔓延しつつあるのは、まさしくこれ。ただし、こちらは、その原因をしっかり取り除きさえすれば、治すことのできる「うつ」なのです。

そして、私は、この「うつ状態」の大半は、首疲労に端を発したものだと考えているわけです。

理由を申し上げましょう。

私の病院には、他院で「仮面うつ」「軽症うつ」と診断された患者さんや、ほんとうは「うつ状態」なのに「うつ病」と診断された患者さんがたくさんいらっしゃいます。そういった患者さん方は、ほとんど例外なく重度の首疲労症状を抱えているのですが、首疲労の治療を受けていただくと、みなさんかなり早い段階で「うつ状態」に別れを告げることができるようになるのです。

最初に「うつ症状」が消え、その後、首の状態がよくなるにつれさまざまな身体症状が消えていき、首の異常がなくなってすべての症状が完治する頃には、みなさん見違えるように明るくにこやかになられます（27ページのグラフ参照）。ほとんどの患者さんはこれと同じパターンで回復していて、私の病院の「うつ状態」の治癒率は94パーセントにのぼっているのです。

このため、私は確信しています。

「うつ状態」のほとんどは、ストレスなどの精神的問題からくるものなのではありません。首疲労という器質的な問題からきているものなのです。

私はこの「首からくるうつ」を「頸性うつ」と呼ぶようにしています。ただし、この「頸性うつ」を軽く考えてはいけません。自殺する可能性は、「大うつ病」よりも多いのです。

残念ながら「大うつ病」は私の治療では治すことができません。しかし、本物の「うつ病」に比べると、「頸性うつ」は圧倒的に多いのです。そして、この「頸性うつ」であれば、「首の筋肉疲労をとる」という器質的問題を解決することによって完治させることが可能なのです。

なお、最近は、仕事中は症状を訴えるのにもかかわらず、休日になると元気になるタイプの「うつ」が増えていて、「非定型うつ病」「新型うつ病」などと呼ばれています。私はこれも「頸性うつ」だと考えています。このタイプの患者さんも私の病院に多数いらしていますが、みなさん首疲労の特徴的症状が強く見られ、現に、首を正常化することによって治っています。

ですから、私たち現代人は、そろそろ「うつ」の真の原因を見つめ直すべきときにきているのではないでしょうか。

「うつ」の多くは精神的な弱さから起こるのではなく、首の弱さから起こるものなのです。心の問題で起こるのではなく、首の筋肉の問題で起こるものなのです。そういうことを念頭に置いて、ひとりひとりが首に注意を払うようにするだけでも、「うつ」へ向かうリスクはかなり減らせるのではないでしょうか。

パニック障害――精神科や心療内科で治療を受けても治らない

パニック障害は、突然の心臓の激しい動悸や息苦しさ、冷や汗などに見舞われ、死ぬかと思うほどの発作を起こす病気です。その発作がまた起きるのではないかという不安（「予期不安」）のために、電車やバスなどに乗れなくなります。そのため家にこもりがちになり、日常生活に大きな支障をきたすようにもなります。また、人込みや狭いところなど、助けを得られにくいところに行けなくなることもあり（これは精神科用語で「広場恐怖」といいます）こういった一連の症状が出るとパニック障害と診断されるのです。ただし、なかには発作のないパニック障害もあります。

この病気は、通常は精神科や心療内科で治療されていますが、これらの科で施される薬物療法や心理療法では、治らないことが非常に多いのです。現に、何年かかっても症状がとれず、悩んだ末に私の病院に来られる方が多数いらっしゃいます。そして、そういった患者さんの90パーセント以上が首疲労の治療によって完治しています。

なぜ、治るのかというと、パニック発作は「自律神経発作」といっていいほど、自律神経の不調からくる症状を主体としているからです。

そもそも「静かにしているのに、いきなり心臓がドキドキする」というのは、自律神経失調による典型症状。心臓の動きや心拍数をコントロールしているのは自律神経ですから、そのコントロールが利かなくなることによって、動悸などの「心悸《しんき》亢進《こうしん》症状」が現われているわけです。また、発汗やのどが狭く感じられたり、息苦しくなったりするのも自律神経の症状です。

つまり、パニック障害は自律神経の発作であり、ストレスなどの精神的な問題から引き起こされているものではないのです。首の筋肉治療をして自律神経が正常になると、パニック発作が起きなくなるのは当然だとおわかりいただけると思います。

ムチウチ――事故後の不定愁訴も「首の筋肉の治療」によってすべて解決！

後で述べますが、私はもともとムチウチの研究をしていました。

車の追突事故などによってムチウチになると、首の痛みなどの症状とともに原因不明のさまざまな不定愁訴が引き起こされることがじつに多い。〝これをなんとか治療できるようにしたい〟という動機から、次第に「首の筋肉」に目を向けるようになっていったわけです。

とにかく、その当時は海外でも日本でも、ムチウチに対する治療はまったくといっていいほど確立されていませんでした。事故後、よく患部をカラーで固めたり、けん引治療を行なったりしている人もいますが、私はこうした治療も逆効果だと考えています。カラーで固めるのは首の筋肉をこり固まらせて治療を遅らせますし、けん引で無理に首を引っ張ると、傷ついた患部組織に新しい外傷を加えることになります。でも、そういった治療を行なわないとなると、ほとんど薬で痛みをごまかすくらいしか手の打ちようのない病気だったのです。

しかし、首の筋肉の障害という問題に光を当てることによって、こうしたムチウチの症状のほとんどが解決できるようになったわけです。

私は、「ムチウチの原因は首の筋肉異常にあり、これを治すことによって８３・７パーセントのムチウチが完治した」ということを、２００４年の日本脳神経外科学会において報告しています。その後、完治率はさらにアップして、90パーセント以上にのぼるまでになっています。

更年期障害――「男性更年期」も「若年性更年期」も〝首〟が原因

更年期障害は40代後半から50代の女性に起こる不定愁訴。

女性ホルモンのエストロゲンが減少することで引き起こされる症状であり、改善には薬でエストロゲンを補う「ホルモン補充療法」が有効とされています。おそらく、この年代の女性が婦人科を訪ねて不定愁訴を訴えたなら、ほとんどは更年期障害と診断されることでしょうね。

ところが、こうした患者さんにホルモン補充療法を行なっても、症状が改善されないケースが少なくないのです。あるベテランの産婦人科医によれば、ホルモン補充療法で症状が改善するのは全体の4割ほどであり、残りの6割の不定愁訴は別の原因で生じている可能性が大きいとのことです。

私は、これは首疲労からきているのだと思います。つまり、更年期障害と診断された方々のなかには、かなりの数の首疲労の患者さんが混じっているのではないかと見ているのです。事実、私の病院には、更年期障害の診断を受けたものの、なかなか不定愁訴の症状がとれずに来院する方が数多くいらっしゃいます。そして、そうした患者さんのほとんどが首疲労の治療によって完治しているのです。

ですから、「不定愁訴→更年期障害」というステレオタイプの診断には、十分注意されたほうがいい。もし、ホルモン補充療法など、更年期障害の治療を受けても一向に改善しない場合は、「首疲労による不定愁訴」を疑ってみるべきでしょう。

また、注意すべきは女性だけではありません。

近年、男性更年期障害が注目されつつあります。これは、仕事に対する意欲が薄れてきたり、疲労やだるさ、イライラ、抑うつを感じやすくなったりする病気です。やはり40代後半から50代の人に多く、これも男性ホルモンの急低下が原因だろうとみなされています。

しかし、私はこの男性更年期の患者さんや若年性更年期障害の患者さんのほとんどは、首が原因の頸筋症候群の可能性が高いと考えています。これらの診断を下された方で当院を受診された方は、首疲労の治療でほぼ全員が完治しています。

慢性疲労症候群――朝起きられず、会社に行くことさえできなくなる

慢性疲労症候群は、全身に強い疲労感を覚える病気です。

朝、体中に鉛がつまっているかのような重苦しさを感じて寝床から起きることができず、やがて会社に行けなくなるなど、日常生活に支障をきたすようになります。また、抑うつや睡眠障害、微熱などの症状を伴うこともあります。とにかく、どんなに体を休めても取れない疲労感が毎日のようにあり、そんな状態が半年以上も続くのです。

この病気は、まだ原因がわかっていません。ウイルス説、ストレス説、免疫異常説やうつ病の変性説など、さまざまな原因が取り沙汰されていますが、どれも決め手がない状況。ビタミン療法や薬物療法を組み合わせた治療が行なわれているようですが、治らないケースが多いようです。

また、慢性疲労症候群は、一般になじみの薄い病気であるため、誤解されることもしばしばです。原因もわからず、治療もはかどらないために、周囲の人から〝たかが疲れくら

いで〟と受け取られ、「さぼり病」「仮病」のように見られてしまうことが多いのです。そういった誤解によって、患者さんはますます苦しい立場に追い込まれ、病状をいっそう深刻化させてしまうわけです。

しかし、この原因不明の病気も、首疲労の治療によって治すことができるのです。私の病院には、他の病院で「慢性疲労症候群」と診断された患者さんが数多くいらっしゃっていますが、そのうち約95パーセント以上の方が完治しています。

このため、私はこの病気がストレスやウイルスからくるものではなく、その大部分が「首疲労」という原因からくるものだと確信しているのです。

ドライアイ——涙を出す副交感神経の不調は首の筋肉の異常

日本では、およそ800万もの人がドライアイに悩んでいるといわれています。涙が出ないために目が乾燥し、角膜を傷つけるなど、目のトラブルの原因になってしまうわけですね。

ところで、なかでもドライアイが多いのは、オフィスで長時間パソコン画面を見て仕事をしている方々。じつはこれ、うつむきによる首疲労が原因になっている可能性がたいへん高いのです。

目の異常には自律神経が大きく関係しています。

たとえば、涙の分泌は副交感神経が支配しています。ですから、うつむき姿勢を続けていたことによる首疲労から自律神経のバランスが崩れ、副交感神経が失調し、涙の量が減少するためにドライアイになると考えられるわけです。ただし、自律神経失調症では、逆に涙が出すぎるというケースも見られます。

それに、首疲労によって副交感神経の働きが弱まってくると、「瞳孔散大」という現象が現われます。これは瞳孔が開きっぱなしになり、うまく収縮させることができない状態です。そして、これが進むと、光の量をうまく調節できなくなるために、「目が疲れる」「目が痛い」「まぶしくて目を開けていられない」「目が見えにくい」といった症状が引き起こされます。

いずれにしても、原因が首にある場合、眼科に行ったとしても有効な治療は期待できません。首疲労という根本の問題を解決しない限り、目の不調に悩まされ続けることになってしまいます。

目の不調は、首に疲労がたまっているというサインなのです。

多汗症――異常なほど大量の汗をかいて日常生活にも支障が

多汗症は、自律神経が失調をきたしたことによって起こります。

そもそも「汗をかく」のは、体温を調節するための作用であり、自律神経がコントロールしている機能のひとつ。これがコントロール不能に陥ったために、異常なほどに汗をかくことになってしまうわけです。

これを訴える患者さんは、単なる〝汗っかき〟というレベルをはるかに超えています。ふつうにしているのに次から次にだらだらと汗をかいたり、まるでサウナにでもいるかのように全身から汗を噴き出したりするのです。なかには、ひと晩に何回も下着を取り替えなくてはならないほどの人もいらっしゃいます。また、あまりにひどい汗をかくために、他人に会うのが怖くなるなど、人間関係がスムーズにいかなくなる場合も少なくないようです。

従来、多汗症は治療の施しようがない病気でした。なかには、心理療法など精神的ストレスをとる治療を行なっている医療機関もあるようですが、そこで治療しても治らない患者さんがよく当院を受診されます。こうした症状も、首疲労治療によって治っています。

機能性胃腸症――胃の不調がずっと続いているのに、検査をしても異常ナシ

食欲不振、吐き気、むかつき、もたれ、膨満感、嘔吐、胃痛……日頃から胃の調子が悪くて悩んでいる人は多いものです。でも、こういった不調を慢性的に感じているにもかかわらず、病院へ行って内視鏡検査などを受けても胃には何の異常も見当たらない……。そんな経験をされた方も少なくないのではないでしょうか。

じつは、これは「機能性胃腸症」といい、近年とても増えている疾患なのです。潰瘍などの器質的異常がないのにもかかわらず、上部消化管にさまざまな不快症状を訴えるのが特徴で、「NUD（non-ulcer dyspepsia＝非潰瘍性消化不良）」「上部消化管不定愁訴」などと呼ばれることもあります。原因がわからないうえ、根本的治療ができないため、患者さんのなかには、病院から病院へとドクターショッピングを重ねる方もいらっしゃいます。また、「胃はストレスに弱い臓器」であることから、ストレスの関与を疑われ、心療内科などを紹介されるケースもしばしば見受けられます。

しかし、この病気も、首疲労による自律神経失調から起こっているのです。

そもそも、胃腸の動きは、自律神経によってコントロールされているもの。自律神経の副交感神経の働きが悪くなると胃腸のぜん動運動が鈍くなり、逆に副交感神経が優位にな

っているときは胃腸のぜん動運動が活発になるのです。ところが、首疲労によって自律神経が失調状態に陥ると、副交感神経の働きが落ち込んでしまいます。これにより、胃を活発に動かす力が失われてきたために、さまざまな不快症状が引き起こされていると考えられるのです。

その証拠に、首疲労の治療を行なうと、機能性胃腸症の諸症状はきれいに解消します。胃をはじめ、上部消化管の不快症状で医療機関を受診する人のうち、検査をしても異常が認められない患者さんは、以前は50パーセントといわれていましたが、最近はさらに増加して65パーセントにものぼるとされています。これは、パソコンその他のうつむき作業で首の筋肉を痛めている人が増えているからです。

過敏性腸症候群――便秘や下痢またはその両方をくり返す

通勤途中の電車のなかで急におなかが痛くなり、遅刻を気にしながら何度も駅のトイレに駆け込む――そんなつらい腹部症状が毎日のように続くのが過敏性腸症候群（ＩＢＳ＝irritable bowel syndrome）です。

腹部症状の訴えでもっとも多いのは下痢ですが、「便秘型」の人や、下痢と便秘を交互にくり返す「交替型」の人もいます。一般に、男性には「下痢型」、女性には「便秘型」が多いようです。また、腹部症状だけではなく、頭痛、めまい、吐き気、動悸といった不定愁訴を伴う場合も少なくありません。これは、今までの説明から当然だということはご理解いただけると思います。

なお、大きな特徴は、検査を受けてもこれといった異常が見つからない点。異常はなくても、消化管が過敏に反応し、ほんのわずかな刺激で腹痛や便通異常を起こしてしまうわけです。

なぜこうした症状が引き起こされるのか、いまのところ原因はわかっていないことになっています。一般的な病院では、生活指導や食事指導、薬物療法、また、精神的ストレスを解消するための心理療法などの治療が行なわれています。しかし、いずれも症状を完全に治すには至らないようです。

私はこの病気も、首疲労からくる自律神経失調によるものと確信しています。

前項の「機能性胃腸症」でも述べたように、胃腸の動きは自律神経が支配しています。その自律神経が失調をきたせば、胃と同様、腸にもさまざまな症状が現われます。すなわち、首疲労をきっかけとして副交感神経の働きが大きく落ち込み、腸のぜん動運動が不安定になった結果、下痢や便秘などの症状が引き起こされているものと考えられるのです。

私の病院にいらっしゃる首疲労の患者さんは、当初はほとんどの方が下痢、便秘などの悩みを訴えます。そして、首を正常化することによって、そうした悩みに別れを告げることに成功しています。また、他の病院で過敏性腸症候群と診断されて、「いろいろな治療を受けたけれど治らなかった」というような方も、首疲労治療を受けることによって完全に治っています。

ところで、この過敏性腸症候群は目下、急増しているようで、国内患者数は推定50万人とされています。おそらく、受診していない予備軍を含めれば、患者数はもっと増え、かなりの数になるはずです。

〝腸の症状が首の問題から起こっている〟なんて、なかなか頭のなかですぐに結びつかないかもしれません。でも、90パーセント以上の人が首治療によって治っているのは事実なのです。

機能性食道嚥下障害――食べ物がのみ込みにくいのも自律神経の異常から

前の項目では「腸」、そのもうひとつ前の項目では「胃」の不調について取り上げました。ここでは「のど」と「食道」の不調について説明しましょう。

機能性食道嚥下障害。

ちょっと難しい病名ですが、これは要するに食べたものを食道から胃に送りにくくなるもので、食道のぜん動運動が不調となる病気です。「胸焼け」や「のどのつかえ感」などの症状を伴うこともあります。のどが狭くなったと訴える人や、そのせいで息苦しく感じるという人もいます。つばが口にいっぱいたまるという人もいます。

この病気も、過敏性腸症候群や機能性胃腸症と同じように、検査をしても器質的異常が見られません。さらに、なぜこうした不調が起こるのかというメカニズムも「腸」や「胃」の場合と似ています。

「のど」や「食道」も消化管の一部であり、胃や腸と同様に自律神経にコントロールされて動いています。しかし、首疲労から自律神経が失調状態になると、副交感神経の働きが悪くなる結果、食べたものを胃に送りにくくなるのです。

この機能性食道嚥下障害の場合も、首疲労の治療を施すことによって、完治できるようになっています。

血圧不安定症――脳卒中や心筋梗塞のリスクが高く首以外に治療法なし

血圧が上がったり下がったりで、なかなか安定しないという人はいないでしょうか。じつは、これも首疲労からきている現象。

血圧は自律神経がコントロールしています。このため、首の異常から自律神経が失調をきたすと、血圧コントロールができなくなって、高いときと低いときの上下幅が大きい、不安定な状態になってしまうのです。

首疲労で私の病院を訪れる患者さんにも血圧不安定の人が多く、なかには、上の血圧が200を超えたかと思うと、急に100以下に下がるような方もいらっしゃいます。ちなみに、こうした状態はたいへん危険です。なぜかというと、血圧がいきなり高くなると、脳卒中や心筋梗塞といった、命にかかわる病気に襲われるリスクが高まるからです。特に、上の血圧が200を超えるのは非常に危険な状態。通常ならば、降圧剤を服用して血圧を下げるところですが、血圧不安定症の場合だと上の血圧が100近く下がる可能性もあるわけです。降圧剤を飲むと、逆に血圧が下がりすぎ、命が危険にさらされることになってしまいます。

こうした理由から、世界中で今でも血圧不安定症を治すことができないのです。それが、私の開発した新治療法で、根本的に治せるようになりました。首の筋肉を正常化すると自律神経のコントロール機能が安定するため、ほぼ100パーセント、血圧を安定させることができるのです。

血圧が安定しさえすれば、降圧剤を含めていろいろな治療を選択することが可能になりますし、脳梗塞、脳出血、心筋梗塞などに対する不安も小さくなるはずです。首疲労の治療は、こうした〝怖ろしい生活習慣病〟の予防の役目も果たしている、と言っていいのではないでしょうか。私の経験では、首の治療後にはほとんど全員が上の血圧が130、下の血圧が70前後と一定になっています。

VDT症候群——さまざまな不定愁訴もやっぱり「首」のせいだった!

VDTとは「ヴィジュアル・ディスプレイ・ターミナル」の略で、コンピュータ使用の際に表示する機械のこと。「VDT症候群」は、パソコンなどのOA機器を長時間使用することによって起こるさまざまな不定愁訴のことを指しています。

VDT症候群によって起こるとされる不定愁訴をざっと並べてみると、眼精疲労、ドライアイ、かすみ目、肩や首のこり・痛み、頭痛、めまい、腰痛、イライラ、不安・抑うつ、集中力低下……といった症状が挙げられます。

お気づきのことと思いますが、これらは、これまで首疲労の症状として説明してきたものとほとんど一致していますね。

要するに、VDT症候群の諸症状は、明らかに「首の筋肉疲労」から起こっているということ。長時間うつむき姿勢でのパソコン作業を習慣としていたために首疲労となって、自律神経のバランスを崩してしまったことが原因と考えられます。ですから、VDT症候群を根本的に解決するには、「目のリフレッシュ」でも「ストレス解消」でもなく、「首疲労の解消」に力を注がなくてはなりません。

ですから、もしも「VDT症候群」という診断を受けた場合は、すぐにでも首疲労の治療を受けてみることをおすすめします。また、これまで述べてきたように、首疲労はこじらせてしまうといろいろと厄介な症状を引き起こします。大事にいたらないうちに、ぜひ早めに対策を講じるよう心がけてください。

ドライマウス――つばが出にくくなるのも副交感神経の失調が原因

ドライマウスというのは、最近増えている病気で、口のなかの唾液量が減る病気のことです。

首の筋肉の異常で起きる自律神経失調では、必ず副交感神経の働きが悪くなります。この副交感神経は、唾液腺に働きかけて、つばを出させる役割も果たしています。涙腺と同じく唾液腺にも働きかけているのです。ですので、この副交感神経の失調が起きると、ドライアイと同じメカニズムで唾液が出にくくなり、ドライマウスになってしまうのです。

この病気も、首の治療によって完治します。自律神経が正常化するとともに、唾液も正常に分泌されるようになり、やがて口の乾きが気にならなくなるのです。

第4章 首疲労からの脱出に成功した患者さんたち

患者さんひとりひとりが歩いてきた苦難の道

私は毎週、東京と四国の病院を往復して、首疲労の患者さんの診療に当たっています。東京の拠点は、東京脳神経センターです。

こちらは外来が中心で、最先端の検査設備を整えています。ここで首疲労と診断された患者さんのうち、外来での治療を希望される場合は、首都圏と神戸に7か所ある提携治療所の「すっきりセンター」で通院治療を受けていただくことになります。

四国の拠点は松井病院です。私の故郷の香川県観音寺《かんおんじ》市にあり、こちらは外来のほかに入院設備を備えています。首疲労の場合、通院治療よりも入院治療のほうがずっと治りが早く、重症の患者さんには、こちらまでお越しいただいています。

ところで、私はいつも、首の病気から回復された患者さん方に、完治時・退院時に「体験談」を書いていただくことをお願いしております。「過去、この病気でいかにつらい思いをしてきたか」「首の治療をして、病状がどう変化していったか」といったことを、簡単なレポートにまとめていただいているのです。それらのレポートを拝見すると、どれもこれも、患者さんひとりひとりが乗り越えてこられた苦難の道のりがぎっしりと詰まっています。

この章では、これらのレポートを元に、患者さんの「体験談」をご紹介していきたいと思います。

首疲労という病気は、症状が現われたり悪化したりするのに〝お決まりの一定のパターン〟があるわけではありません。じつに多種多様な症状が現われますし、その現われ方や進み方も人によってさまざまです。ですが、たくさんの患者さんの声を聞くと、ひとつの明確な基準があると私は感じています。

どの患者さんも、首疲労の治療にたどり着くまでにはいろんな回り道をして、それぞれにたいへんな思いをされてきています。こうした患者さん方が〝闘病中に感じた生の声〟をお届けすることは、とても意味のあることではないかと思います。

ただし、たくさん紹介できる紙幅がないので、ここでは5名の方のレポートに限らせていただきました。

きっと、みなさんにも大いに参考になるのではないでしょうか。

「まさか、自分がうつ⁉」——Mさん（38歳・男性・会社員）のレポート

「どうもこの頃、体がおかしい……夜、なかなか眠れないし、寝ついてもすぐ目が覚めてしまう。それに、日中はだるいし、疲れてくると頭痛がする」

そんな体調不良を意識したのは、1年半ほど前のことです。

その頃は、ちょうど年度末の決算が近づいているせいで忙しく、〝疲れているのかな〟というくらいに思っていました。

しかし、決算期が過ぎ、新年度になっても相変わらず不眠と頭痛が続きました。「新年度の目標設定がプレッシャーになっているのかな」とも思いましたが、新入社員でもあるまいし、それくらいのプレッシャーは自分にとってはもう慣れっこです。気分転換にと海外旅行にも行ってみましたが、症状は消えてくれませんでした。それで、この間ずっと〝いったいこの不調はいったいどこからくるのだろう〟と不審に思っていたのです。

近くの心療内科を訪ねたのはそんな頃です。

不眠のせいか、仕事への集中力が落ちてきたように感じたので、睡眠導入剤を処方してもらうつもりでした。

ところがその病院で、私は「うつ病」と診断されてしまったのです。

「まさか、この自分がうつ⁉」——半信半疑という思いでしたが、正直ショックでした。たしかに体調不良が続いてたまに気持ちが落ち込むことはありましたが、「うつ」の宣告をされるなんて思ってもみなかったのです。

でも、そう診断されてしまった以上、仕方がありません。私は腹をくくって、会社に1か月の休職願いを出し、抗うつ剤などの薬物治療をはじめることにしました。

もっとも、なかなか症状は回復しませんでした。薬のおかげで夜は眠れるようになりましたが、日中の倦怠感や頭痛がひどく、外出もままなりません。ほんとうに体がだるく、身動きするのさえつらいほどだったのです。薬の種類を変えたり、量を増やしたりと、いろいろ試してはもらったのですが、一向に効き目はありません。そうこうするうちに休職期間は半年を過ぎ、薬の副作用からか、記憶が一部欠落するなどの症状も現われるようになってきました。

東京脳神経センターの診察を受けたのは、そういうときでした。初診時、院長の松井先生に首の状態を診ていただいたのですが、そのとき、先生の口から出たひと言が今も忘れられません。

「あなたはうつ病ではありません。首の筋肉を治療すれば、うつの症状は消えると思います」

この先生の言葉に、私は救われた思いがしました。

私の首の状態はかなり悪く、入院治療が必要だとのこと。私は通院しながら4か月ほど入院の順番待ちをしました。

そして、四国の松井病院に入院。毎日の治療プログラムは、日に2回の特殊な2種類の低周波治療器による首の治療と、日に1回の点滴、ホットパック治療。抗うつ剤のほうは、いきなりやめると状態が悪化するので、少しずつ減らしていくとのことでした。そうした治療の効果を実感しはじめたのは、入院して3週間目くらいからでしょうか。というのは、毎日のように悩まされていただるさと頭痛がやわらいできたのです。それに、院長先生の首の触診でも、痛みを感じるポイントがだんだん減ってきました。

入院して2か月が過ぎる頃には、不安や無気力などのうつ症状も消え、体を動かすのがラクになってきました。寝つきもよく、夜中に目が覚めることもありません。ただ、その頃はちょうど梅雨の時期で、天気がグズつくのに合わせて体調のほうも悪くなるという傾向が見られました。院長先生によれば、「だいぶ良くなってはきているけど、症状が天候に左右されているようではまだまだ。もう少しの辛抱です」とのこと。その言葉通り、その1か月後には、首の触診で痛みを感じるポイントがなくなり、すっかり完治。天候悪化とともに体調が悪くなることもなくなりました。

結局、入院して約3か月で退院。なんだか、この入院で全身をくまなくオーバーホールしたような感じです。ほんとうに、ここ数年間、経験したことがないくらいに体調がよく、心にも体にも自然に力が湧いてくる気がします。38歳の同じ年の人よりずっと健康状態がよくなり、30歳くらいにまで若返った感さえあります。こうやって、心と体を元気に動かせるようになったことに感謝しつつ、仕事に復帰していきたいと思います。

松井理事長のコメント

Mさんのように、ほんとうは「うつ病」ではないにもかかわらず、「うつ病」のレッテルを貼られ、かえって迷路にはまり込んでいってしまっている患者さんがとても大勢いらっしゃいます。「うつ」の自覚がなく、なおかつさまざまな不定愁訴の症状に悩まされているような場合は、最初から首疲労を疑ってみるべきではないでしょうか。

というのも、今、Mさんと同じように、うつ症状に悩む患者さんが、爆発的に増えているのです。

アメリカの精神病協会では、うつの症状があれば全部うつ病で、治療も抗うつ剤中心の薬物治療とカウンセリングを行なうべき、との「うつ病」の診断治療基準が定められました。それ以後、日本の精神科医はなんの疑いも持たずにその基準に従っているのです。これは精神科での治療が単に対症療法しかできないことを示しています。病気がどういうメカニズムで起きるかという科学的な研究がないということになります。

私には、その診断基準が理解できません。うつ症状を呈する原因疾患はいろいろあるわけで、特に、私の発見した首の筋肉疲労が原因の頸性うつは、そのなかのひとつであり、うつ症状を呈するひとつの重大な原因が見つかったわけです。首の筋肉が原因のうつに対し、単に症状を軽くする対症療法をしても治りません。首の筋肉の治療をしなければ根本的治癒に至らないということは、ここまでお読みいただいたみなさんには、十分ご理解いただけると思います。

パソコン作業をすると必ず症状が――Sさん（53歳・男性・会社員）のレポート

私の不調の発端は7年前、首や肩が痛くなったことです。最初は「寝違えたのかな」と思って、あまり気にしていませんでした。

ところが、首と肩の痛みは一向に消えてくれません。それどころか痛みは年々ひどくなり、苦痛に顔を歪ませるほどになってきました。私の仕事はデスクワークが中心です。研修の講義内容や商談の書類をつくるためにパソコンに向かう機会が多いのですが、パソコン作業に2時間以上神経を集中させると、決まって首や肩の痛みがひどくなるのです。そうした痛みを我慢して作業し続けていると、やがて後頭部と首のあたりにしびれるような激痛が走り、めまいやふらつき、吐き気まで起こる始末。それでも私は、どうにか歯を食いしばって持ちこたえていました。私はもう社内的に弱音を吐けるポジションではなく、それにその頃は、とにかく仕事と時間に追われる毎日で、病院に行くのもままならない状態だったのです。

しかし、そういった我慢に心身がついていけなくなるのは時間の問題でした。首・肩の痛みやふらつきがますますひどくなり、とても仕事を続けていられないほどになってしまったのです。

〝なんとかしなくては〟と最初に訪ねたのが地元で有名な整形外科。ところが、筋肉弛緩剤を10本も打ってもらったというのに、何の効果もありません。ほかの治療を受けてみてもやはりダメ。〝病院に行きさえすれば、すぐ何とかなるだろう〟と思っていた私は、「治らない」という現実を突きつけられて愕然としました。

思えば、それが私の長い「病院・治療院めぐり」のはじまりでした。

大学病院の脳神経外科、神経内科を手はじめに、眼科、耳鼻科、内科、それに、さまざまな整骨院や鍼灸《しんきゅう》院、さらには、足を伸ばしていろいろな温泉療法も試してみました。しかし、どこの病院へ行っても「異常は何も見当たりません」と言われるだけ、どこの整骨院を訪ねても〝その場〟ではよくなったような気がするだけ……つらい症状は一向に変わりませんでした。おそらく、そういう治療施設を30か所以上は回ったのではないでしょうか。

ちょうど、あきらめかけていた頃、私はたまたま週刊誌で松井先生の「首疲労」に関する記事を目にしました。その記事についていた問診表を試しにやってみると、なんと、30項目中、22項目も当てはまっていたのです。「これだ！」と思った私は、さっそく松井病院に連絡を入れました。診察を受けると、案の定、頸筋症候群だという診断を受け、入院をすすめられました。

入院して1か月くらいは、症状に大きな変化はなく、正直言ってとても不安になりました。〝ここもまた無駄足に終わるのか〟という気持ちが大きかったのです。ところが、2

か月目に入ると、「いい状態」と「悪い状態」が交互に訪れるようになり、3か月を過ぎた頃からはほとんど「いい状態」でいられるようになってきました。気がつけば、めまいやふらつきがなくなっていましたし、首のしびれるような痛みも大きくやわらいできていたのです。

そして、入院4か月、症状はすべて消えました。

退院する今、痛みにさんざん苦しめられていた時期のことを思い出すと、あの頃の自分が自分ではないように感じられます。今は、首も、肩や背中の筋肉も、みんなとてもラクな感じで、やわらかくて余裕があります。そう言えば、あの頃の自分は、毎日、仕事、仕事で、首を緊張させっぱなしで痛めつけていました。そんな「余裕のなかったあの頃の自分」が、ちょっとはずかしいような気持ちです。

松井理事長のコメント

Sさんのように、首にこりや痛みなどの不調を抱えながらも、それを我慢して仕事を続けている人はたくさんいらっしゃるのではないでしょうか。我慢したり放置したりしていると、首疲労はどんどん悪化していってしまいます。とりわけ、仕事で長時間パソコンに向かう方は十分に注意するようにしてください。

首の治療をして自律神経が正常になったSさんは、同年代の人よりもずっと健康状態がよくなり、仕事もどんどんこなせるようになったそうです。こうしたよろこびの声をうかがうのが、医師としてなによりもうれしいことなのです。

やっとたどりついた場所——Hさん(33歳・女性・自営業)のレポート

私が体の不調を自覚しはじめたのは、結婚して2年が経とうとしている頃でした。

とにかく体が疲れやすく、仕事中は立っているのさえつらい。仕事から家に戻ると、横になって休まないことには夕飯の支度すらできない。休んでいるうちにすっかり寝込んでしまうことも多く、帰宅した主人に揺り起こされることもしばしばでした。

「こんなにも疲れるなんておかしいよ……いびきをかいて寝てることもあるし、前にテレビでやってた睡眠時無呼吸症候群ってやつじゃないのか」——そう言う主人の言葉に急かされて受診してみたのですが、結果は「異常なし」でした。ところが、この頃からあちこちに原因不明の症状が現われるようになり、私の体は、「四六時中、不調のオンパレード」のような状態になっていってしまったのです。

最初にひどくなったのは「めまい」と「全身倦怠」です。内科を受診したところ、「副腎皮質ホルモンの異常の疑い」ということで国立病院を紹介されました。しかし、その国立病院で受けた診断は「うつ病」。私は気分が落ち込むことはなかったので、この診断に納得がいかず、別の大学病院の神経内科も受診してみました。この頃には、こめかみを締めつけられるような「頭痛」を頻繁に感じるようになっていたのです。ところが、その神経内科でも「異常なし」。しばらくは通院してめまいの薬などを飲み続けましたが、改善するどころか、逆に症状はひどくなる一方でした。さらに、「集中力低下」や「記憶力低下」も自覚するようになってきました。

また、「血圧が安定しない」「脈拍が遅い」という理由から循環器科も受診しました。そこでは「起立性調節障害の疑い」で検査を受けましたが、やはり「異常なし」。その循環器科の先生のすすめで「低髄液圧症候群」についても調べましたが、これも「異常なし」。もう私には何がなんだかわかりません。どこへ行っても「異常なし」にもかかわらず、私を苦しめる症状は増えていく一方なのです。「目の奥が痛い」「光をまぶしく感じる」「目が乾く」「静かにしていても胸がドキドキする」「手足が冷える」――その頃にはそういった症状にも悩まされるようになり、もう何も不調を感じていない時間はないような状態になってしまいました。

しかし、こんなにもつらいというのに、周りの人はそれをなかなかわかってくれません。私のほうでも、はっきりした病名がつかないために、自信を持って「私は病人です」と言うことができず、体のあちこちの痛みやつらさをこらえながら、ふらふらの状態で仕事をするしかありませんでした。

その無理がよくなかったのでしょうか。しばらくすると、倦怠感がグンとひどくなり、これまで辛抱できていたことも辛抱できなくなってしまいました。また、とうとう、うつ症状が現われ、自分の感情をうまくコントロールすることができなくなってきたのです。何でもないのに涙があふれ、周りの人すべてが〝敵〟のように思えてくる始末でした。さすがにそんな私を見かねた人もいて、人々に勧められるがまま、多くの療法を試しました。漢方、鍼灸、整体、あげくの果てには、催眠カウンセリング療法にまで行きましたが、何をやってもダメで、心と体に疲れがたまる一方でした。

私は主人に「会社に行っても役に立てないことがつらい」と訴え、仕事を休むことになりました。この頃は、あらゆることに疲れ果て、1日で起きていられる時間は8時間程度。最低限の家事をすることすらつらくなり、買い物も宅配に頼らざるを得なくなりました。

不甲斐ない自分が情けなく、〝もうこの「不調地獄」から抜け出すことはできないのか〟と、不安ばかりがつのってしまい、すすり泣いてばかりいるような毎日を送っていたのです。

そんななか、私の母が、松井先生がテレビに出演されているのを観て、「首疲労」について知らせてくれたのです。

私はさっそく東京脳神経センターを受診。問診表は30問中ほとんどが当てはまり、首の触診では、軽く触られただけというのに、椅子からずり落ちそうになるほどの激痛を感じました。やはり重症の頸筋症候群であり、自宅から通院して治すのは難しい距離でもあったので入院を勧められました。

「やっとたどりついた……」――そういう思いから、私は大人げもなく、ボロボロと涙を流してしまいました。

入院後、しばらくは相変わらずの症状が続き、治療が効いているのか効いていないのかわからず、挫《くじ》けそうになったこともありました。しかし、「もうここしかない。ここならば必ず完治できる」と信じて、毎日を過ごしました。そして、その甲斐あって、2か月、3か月と経つうちに、ひとつ、またひとつと症状が解消していくようになったのです。

もう今では、だるさや頭痛、めまいはもちろん、目の症状や心の症状も、すべてが消えてなくなりました。

〝体のどこも調子が悪くない〟ということは、こんなにも気持ちのいいことだったのですね。〝がんばらなくとも、辛抱しなくとも、体がラクに動く〟ということは、こんなにも素晴らしいことだったのですね。私は今、そのありがたみを実感しています。

松井理事長のコメント

Hさんはさまざまな不定愁訴に悩まれ、大きな遠回りをしたあげくに、私の病院にいらっしゃいました。しかし、Hさんのようなケースは決してめずらしくないのです。松井病院に入院されている重症患者さんのほとんどは、みなさんつらく長い遠回りをしてきています。首疲労の視点から不定愁訴を診ることのできる医療機関が少ないために、こうした落とし穴にはまってしまう患者さんが後を絶たないわけです。

また、家族をはじめ、職場の人たちも病気であることを理解できないのがこの病気の特徴です。

「仮病だ」「怠け者だ」「大げさに言い過ぎ」「精神がたるんでいる」などと陰で言われて

しまうことが多いのです。おまけに病院に行っても診断がつかず、「異常なし」と言われるので、患者さんはまったく立つ瀬がなくなってしまいます。身体の不調がたくさんあるうえに、精神的にも追い込まれ、自殺にいたる人もいらっしゃいます。身体の不調がある分、精神病のほんとうの「うつ病」より自殺しやすいとも言えます。

こうした患者さんが私の病院に入院してみると、自分とまったく同じ境遇で同じ経験をしてきた人がたくさんいることを知り、同じ病気とたたかう同志がいることから精神的にも落ち着かれます。早い人は入院1週間でうつ症状が皆無になる人もいらっしゃるのです。

ムチウチから慢性疲労症候群に――Eさん(43歳・男性・看護師)のレポート

1年ほど前、私は立て続けに2度の交通事故に見舞われました。いずれもこちらに過失はなく、ケガも軽いムチウチ程度で済んだので、当時は、〝不幸中の幸い〟というくらいに思っていました。

でも、思い起こせば、それが長い闘病の出発点だったのです。なにしろ、そのときは、軽い追突事故が後々とんでもない尾を引くなんて、夢にも思っていなかったのです。

私は病院で看護師をしています。

看護師の仕事は時間が不規則のうえ、とてもハード。それで、事故に遭う以前から、多少の頭痛や不眠があることを自覚していました。ところが、事故後、それら頭痛・不眠の症状がいっそう強まったうえ、体が異様に疲れやすくなり、ちょっとしたことでも体調を崩しがちになってきたのです。

不調や疲労感は、日を追うごとにひどくなっていきました。まるで、全身に鉛でも入っているかのように、体が重く感じられ、ひとたびソファに体を沈めでもしたら、それっきり起き上がれなくなってしまうほどなのです。体を動かそうとしても、なかなか言うことを聞いてくれません。

私は、自分でも〝これはあきらかにヘンだ〟と思いました。それで職場の医師に診てもらったところ、「慢性疲労症候群」という病気が原因だろうと言われ、安静加療のため入院したほうがいいということになったのです。

しかし、たいへんなのはそれからでした。

慢性疲労症候群は、医療関係者にさえあまり知られていない〝新しい病気〟です。原因も治療法もよくわからないうえ、一見すると〝なんでもないかのように見えてしまう〟ところもあります。それで、私は同僚の看護師仲間から「怠け病」のような目で見られるハメになってしまったのです。きっと、みんなそれぞれ仕事がたいへんで疲れていますから、〝たかが疲れくらいのことであんなに休んで〟と思われてしまったのでしょう。私は、自分の職場に入院しているのにもかかわらず、ベッドにポツンと横になったまま、「孤立無援」の状態でした。

しかも、数か月が経っても、依然、不調や疲労感はとれないまま。おまけに、私に向けられる周りの視線は厳しさを増す一方で、その病院にはだんだん居づらい雰囲気になってきました。そして、私は、症状を引きずったまま退院することになり、同時に退職することになったのです。

もっとも、症状のほうはいっそうひどくなってしまいました。従来からの疲労感、頭痛、不眠に加え、薬の副作用のせいか、集中力の低下や意欲の低下も感じるようになってきました。

東京脳神経センターを受診し、頸筋症候群と診断されたのは、そんな頃のことです。問診表は、自分に当てはまることばかりで、うつ症状に関する項目にもすべてチェックが入りました。医師によれば、やはりムチウチで首を痛めたのが関係しているのだろうという話で、ベッドが空き次第、入院することになったのです。

入院後、10日もすると、まずうつ症状が解消されてきました。それまでは暗くどんよりと曇っていた心に、少しずつ晴れ間が差してくるのが自分でもわかるのです。また、どうしようもなかった疲労感や、頭痛・不眠症状も、数週間かけて徐々に薄らいでいきました。入院1か月を過ぎた頃、逆に首や肩の筋肉のこりがひどくなってきて心配になったのですが、松井先生や他の先輩入院患者の話によれば、それは病気が好転していく過程で現われるステップなのだということ。根気強く治療を続けていたところ、その言葉通り、やがてこり症状やだるさが消え、体が全体的に軽く感じられるようになってきました。そして、入院して3か月。私が訴えていた不調はすべてきれいに解消し、退院できることになったのです。

私は、この病気からたいへん多くのことを学びました。痛みや不調の程度はその人にしかわかりません。その不調を〝周りの人が誰ひとり理解してくれない〟ことがいかにつらいか、身をもってわかったのです。この得がたい経験を胸に、私はこれからも看護師として働き続けていきたいと思っています。

松井理事長のコメント

Eさんの場合、交通事故で首を痛めたために、症状が一気に進んでしまったものと考えられます。過去に首を痛めたために、さまざまな不定愁訴を訴えたり、不調を長年引きずったりしている人はとてもたくさんいらっしゃいます。しかも、多くの方が、「首が原因」だと気づかないまま、悩みを抱え込んでしまっているのです。

慢性疲労症候群は、頸筋症候群の一疾患です。首の筋肉を治療すれば、ほとんど100パーセント近く治ります。しかし現状では、他の病院で「慢性疲労症候群」の診断までは受けることができても、そこまでなのです。治療法を持っている病院は、他にないのです。

頸性神経筋症候群にはいる16の病気は、いろいろな不定愁訴をともなっています。全国の病院を受診する患者さんの75パーセントは不定愁訴をたくさん持っている患者さんで、どこの病院へ行っても、受診した専門科の症状を少し軽くする対症療法の薬を処方されるだけです。不定愁訴はたくさんの専門科にまたがっているので、完治できないのです。東京脳神経センターを受診した患者さんも、たくさんの病院を訪れても治らなかったという方ばかりです。なかには、30か所以上の病院を受診した患者さんもいらっしゃいました。

死を考えたほどの苦痛がウソのよう――Yさん（38歳・女性・フリーター）のレポート

「自分の体の具合はなんか他の人と違う」――そう意識しはじめたのは、もう25年ほども前、私が中学生の頃だったと思います。目の奥が重く、いつも雲の上を歩いているようなフワフワ感があって、しょっちゅうめまいやふらつきを感じていたのです。心配した家族がいろいろな病院に連れて行ってくれたのですが、どんな治療を受けても治ることはありませんでした。

高校に入ってからは、目の奥の痛みやフワフワ感に加え、全身にだるさや疲労を感じるように……。特に高校生活半ばからは、朝、だるくて起きられない、なんとか起きても歯も磨けないという状態になることが多くなり、学校を休みがちになりました。それでもなんとか卒業はできたのですが、短大に入ってからは、そうした不調に、さらなる症状が加わるようになってしまったのです。

それは、頭痛とパニック発作です。頭痛は、頭に大きな石でも乗っかっているようで、いつもこれがはじまると、体が地面にのめり込んでいくように感じられました。パニックのほうは、急に体が重くなって息ができなくなるという症状で、夜中に発作に襲われて病院に運ばれることもしばしばでした。

こんな状態では、短大を卒業しても働くことすらできません。私は、〝こんなにもあちこち具合が悪くなるのは、きっと精神が弱いせいなんだ〟と思い、精神科や神経内科をはじめ、いろいろな病院を訪ねてはいろいろな治療を受けました。メニエール病の治療も受けましたし、低髄液圧症候群の検査も受けました。脳波やMRIも何度撮ったかわかりません。うつ病と言われて、一生懸命薬を飲んでいた時期もありました。しかし、がんばっても一向に症状は回復しません。どれもこれも、自分だけ空回りをして、あげくにいっそう疲れてしまうだけでした。

その後、天井がグルグルと回るようなめまいに襲われてからは、外出するのもままならなくなってきました。疲労感や頭痛なども相変わらずで、ベッドからもなかなか起き上がれないような日々が4年も続いたのです。周りの友人は次々と結婚していき、私だけが取り残されてこのまま無為に年を取ってしまうような気がしました。考えはじめると怖くなってくるので、その頃は意識的に思考をストップさせて、朝から晩までテレビばかりを観ていたように思います。

しかし、一見すると、ふつうの状態に見えるせいか、友人や親戚、近所の人など、周囲の人からは「仕事もせずに、なまけて遊んでばかりいる」というような目で見られてしまうのです。そういう視線には、精神的にも肉体的にもかなり追いつめられました。その頃には、「集中力の低下」「記憶力低下」「イライラ」「不眠」「音が無性に気になる」「まぶしい」「胸の痛み」「唾液が異常に出て口中にあふれる」といった症状も加わっていて、私は身の置き所がないほどにつらい状況だったのです。

〝いっそ、死んでしまおうか〟——そういう思いは常にありました。

実際、大きな川の橋から飛び降りようとしたこともあります。でも、実際には飛び降りることはできませんでした。自殺を試みようとしたのは、このときだけでなく何度もありました。

そんな私が救われることになったのは、一冊の雑誌がきっかけです。

松井先生の「首疲労」に関する記事を目にしたときの驚きを、なんと表現したらいいのでしょうか。掲載されていた問診表を見ると、まるで、私のことをずっと空から見ていてくれたかのように、すべての症状がピタッと重なりました。チェックがついた項目は30問中27個。また、その記事には「小さい頃に頭を打った経験や、ムチウチになった経験がある人はなりやすい」とも書いてあって、私にはこれに関しても思い当たる点がありました。

さっそく連絡をとって、診察・検査を受けると、やはり「頸筋症候群」という診断。20

年以上彷徨《さまよ》ってきましたが、これでやっと〝病名〟が確定したのです。これまでの長い道のりを理解していただいて、私ははじめて「自分という存在」が認められたような気がしました。

入院後、治療をはじめて2、3週間も経つと、さっそく効果が出はじめました。ずっと、後頭部にあった「モヤモヤ感」がパッと晴れたような感じがしたのです。また、中学生の頃からつき合ってきた「雲の上を歩いているようなフワフワ感」も着実に消えていきました。ふらつかずに、〝ちゃんと、まっすぐ大地を歩いている〟という感覚がつかめてきたのです。これは、ふつうの人には当たり前のことなのでしょうが、私にとっては大きな驚きでした。

1か月半くらい経つと、頭に重いものが乗っているような感じがとれ、体がラクになったせいか、他人と抵抗なく言葉を交わせるようになってきました。なにしろ、入院前は話すどころか、口を開くのさえ億劫な状態だったので、これはとても大きな進歩だと感じたものです。さらに、不安感やイライラなどの心の症状も、自分でも気づかないうちにいつの間にか消えていました。

入院して3か月半を過ぎる頃には、ずっと悩まされ続けてきた「目の奥の重い感じ」がなくなり、人と話をしていて、心の底から笑えるようになりました。心も体も、自分のものとは思えないくらいに軽く動いてくれて、まるで羽でも生えたような気分。自然に心が浮き立ってくるのです。

そして、入院して4か月半、これまで私を悩ませてきたすべての症状が消えて、退院の許可をいただきました。

自分で言うのもヘンですが、「入院前の私」と「今の自分」は、ほんとうに別人のような気がしています。誰か健康な人と入れ替わったような感じなのです。死のうとまでしていた苦痛もウソのよう。今の自分は、たしかに「生きることを楽しい」と思えます。長く長くつらい旅をしてきた私ですが、やっとその旅を終えて重い荷物を下ろすことができました。今日からは、新しい自分に生まれ変わって、新しい人生を歩いていきたいと思います。

松井理事長のコメント

Yさんのように、子供の頃からずっと不定愁訴に悩まされてきたという方も数多くいらっしゃいます。Yさんのこれまでの人生は、ほとんどこの病気とのたたかいでした。思っていたことが何もできず、4〜5年も寝たきりの状態が続きました。自殺未遂を何度も経験したそうですが、この治療と出会ったことで健康をとり戻し、それまで味わったことのない新鮮な空気を吸えるようになって、明るい気分そのままの姿で退院されました。それからすでに3年が経ちますが、変わらず楽しい毎日を送っていらっしゃるそうです。

首疲労の治療に出会ったことによって、Yさんの人生は大きく変わりました。おそらく、「首」が健康であるかどうかは、その人の心身の好不調はもちろん、その人の人生にも多大な影響を与えるものなのでしょう。

第5章 なぜ脳神経外科医が「首」に着目するようになったのか

なんとしても医者になる

私は脳神経外科専門医です。

脳外科医といえば、脳梗塞や脳出血、脳腫瘍などを治すために治療や手術などをするのが主な役目。そんな医師が、どうして「首」に着目するようになったのか、不思議に感じている方もいらっしゃるのではないでしょうか。

それをみなさんにわかっていただくために、この章では、私が首疲労の治療を確立するに至るまで、どんな道を歩んできたのかをお伝えしていきたいと思います。

私は香川県の丸亀《まるがめ》市に生まれ、善通寺《ぜんつうじ》市で育ちました。父が全国でも有数の規模の国立病院で経営責任者をしていて、医療を身近に感じていたせいか、医学の道を志したのも割合に早かったと思います。中学生の頃には、「将来は医者になろう」と心に決めていたように記憶しています。

医者になるには、大学に進んでしっかり勉強しなければなりません。

中学3年生のときに、東京へ修学旅行に行ったのですが、そのときの宿が東京大学の本郷キャンパスの近くにあり、私は早朝に東大構内を散歩しました。そのとき、安田講堂をはじめどっしりとした建物、緑に囲まれた三四郎池や美しい銀杏並木を見て、「大学は絶対にここに入ろう」と決意したことを覚えています。

その念願がかない、東大理科二類に合格したわけですが、当時は六〇年安保闘争の真っ只中。学内には「岸内閣打倒！」「安保断固反対！」といった立看板があふれ、一触即発の殺伐とした空気が漂っている状態でした。ストライキ突入で授業が中止になることも多く、とても勉強どころではない状況だったのです。

しかし、私は〝自分は勉強するためにこの大学に入ったんだ。今は勉強して、なんとしても医者になることを目指そう〟と思っていました。いろいろな人が集まり、自由な思想や考え方を持っていられるのが大学です。しかし当時は全共闘とかいう連中が「勉強したい」という我々の自由な考えを封じていました。それこそ大学の自治を壊すものです。この間、大学のストは2回あり、医学部の卒業直前にもインターン闘争を契機に大学内は大混乱に陥りました。けれど私は、2回とも自分の信念に沿って、大学における自分の自由を守りました。いろいろな紆余曲折はありましたが、私はどうにか1967年3月に医学部を卒業したのです。

ともあれ、医学部を卒業してインターンを終えると、「医局入局」といって、いよいよ自分の専門分野を決めなければなりません。

私は脳神経外科を選びました。いちばんの理由は、「脳」という〝未解明な部分の多い器官〟の研究にチャレンジすることに魅力を感じたからです。

また、じつはちょうどその頃、私の母が脳卒中で倒れ、50歳という若さで亡くなったのです。当時は、CTスキャンもなく、脳卒中で倒れても、脳梗塞と脳出血のどちらなのかさえ判別がつけられないような医学レベルでした。私の母はいつも明るく、太陽のように周りを照らしてくれる人でした。おそらく、〝母の命を奪った脳卒中のような病気を、もっときちんと治療できるようにしたい〟という気持ちが、私を「脳の研究」へと駆り立てていったのだろうと思います。

巨人軍の協力を得てデッドボールの衝撃度を研究

東大医学部の脳神経外科に入局した私は、佐野圭司《さのけいじ》先生のもとで医師としての修業を積むことになりました。入局後、2年間ほど東京女子医大に赴いて「脳神経センター」設立のための準備をしていた時期もありましたが、1971年には再び東大の脳神経外科学教室に戻ってきたのです。

当時の私の研究テーマは「頭部・頸部の外傷」です。

その年はとても暑い夏でした。その頃の東大の外科系の研究室は古い建物のうえクーラーもなく、みんな全身にだらだら汗を噴き出しながら、動物実験を行なったり電子顕微鏡を覗き込んだりしている毎日でした。あまりの暑さにさすがの私も悲鳴を上げました。

〝こんな暑さじゃ、動物実験もろくにできやしない。せめて、屋外でできるような実験はないもんかなあ……頭部に加わった力が正確に測定できるような実験が……〟

そして、ひらめいたのです。

〝野球のデッドボールの実験をしてみようか〟と。

ホームベースの位置にヘルメットをかぶった人間のダミー人形を置き、ピッチャーにボールをぶつけてもらって、頭にどれくらいの衝撃がかかるのかを実験してみようと考えたわけです。ちょうどその頃、高校球児が頭部にデッドボールを受けて重傷を負う事故が起き、この問題に世間の注目が集まっている時期でもありました。

ただ、大掛かりな実験をするには、お金が要ります。スポンサーとして、NHKに打診をしてみたところ、「実験の過程を撮影して、テレビで放映させてくれるならOK」という返事をもらいました。ボールのスピードや回転を見るには高速度カメラと大量のフィルムが必要なのですが、それも用意してくれるとのことでした。

話はとんとん拍子に進み、実験には、なんと読売巨人軍が協力してくれることになりました。その頃の巨人といえば、川上哲治監督のもと、V9へ邁進《まいしん》していた黄金期。その年はV8に向けてシーズンをたたかっていたときで、王貞治さん、長嶋茂雄さんがもっとも活躍していた頃です。じつを言うと、私は子供の頃から阪神ファンで、本音を言うならば阪神タイガースに依頼したかったのですが、研究チーム全員で関西に行くのはたいへんですし、脳神経外科教室の佐野圭司先生が熱烈な巨人ファンだったので、自然に巨人軍にお願いするという運びになったのです。


実験は1971年の「オールスター戦の合間」と「シーズンオフ」の2回にわたって行なわれました。

ひとつ、誤算がありました。

というのは、ストライクゾーンの中央に置いたヘルメットをかぶったダミー人形の頭に、なかなかボールが当たらないのです。堀内恒夫《つねお》投手や高橋一三《かずみ》投手、新浦壽夫《にうらひさお》投手など、名だたるピッチャーが投げてくれているのですが、当たるのはせいぜい20球に1球程度なのです。おかげで、たくさん用意したはずのフィルムがどんどん少なくなってしまい、これには弱りました。35ミリフィルムを、1分間に7000コマくらいに立ち上げて、ピッチャーに「はい、投げてください」とお願いするのですが、これが頭部に当たらないと、すべてのフィルムがムダになるのです。私はプロ野球の解説を聞いていて、プロの投手であればストライクゾーンぎりぎりのボールひとつ外すか、入れるかという技術を持っているのだと思っていたのですが、これはまちがいでした。

けれど、しばらくして当たらない理由がわかりました。ひとつは、ダミーとはいえ人間の形をしているものの頭部に当てることに対する抵抗感があったということ。もっと大きな理由は、キャッチャーが構えていなかったことです。キャッチャーの両肩などが、ボールコントロールのための基準になるのではと考えられました。実際に、キャッチャーが構えると、当たる確率が一気によくなったのです。きっと、コントロールのいいピッチャーとはいえ、キャッチャーのいないところで、たとえダミーであっても、頭を狙って投げるのには抵抗があったのかもしれません。

2回目の実験のとき、そんな様子を見かねて、

「僕のほうが当たると思いますので、投げてみましょうか？」と申し出てくれたのは、誰あろう王貞治選手でした。

王選手は早稲田実業時代にピッチャーをやっていましたから、コントロールには自信を持っていたのです。お願いしてみると、スピードは少し落ちましたがたしかに命中率はグンと上がりました。他の投手陣の約4倍も当たるようになり、私たち研究チームは大いに助かりました。

ともあれ、この実験から、さまざまなことがわかりました。

まず、ピッチャープレートからホームベースまでの18・44メートルの距離では、人間による投球では脳組織そのものは壊れないことがわかりました。デッドボールでもっとも怖いのは「硬膜外血腫」であることがわかりました。これは、衝撃によって頭蓋骨骨折が起き、頭蓋骨の裏にくっついている中硬膜動脈が破れて、頭蓋骨と脳を包む硬膜のあいだで出血、これが血腫をつくり、どんどん大きくなって死に至るというものです。だから、デッドボールを受けた直後は意識がはっきりとしているのに、数時間から数日経ってから意識障害が出る「ルシッド・インターバル」という現象が起こります。それと、この硬膜外血腫は側頭骨に起こりやすく、側頭部や耳の辺りにデッドボールが当たるとたいへん危険だということも判明しました。また、側頭部がもっとも骨折を起こしやすいこともわかりました。

ちなみに、この実験の様子を収めた番組がＮＨＫで放映された翌日、通産省（現・経済産業省）から直接私に電話がかかってきて、ヘルメットの工業規準を決める委員会を立ち上げるよう要請がありました。そして「耳つきヘルメット」が開発されたのです。実験と同時に私が行なった全国調査では当時のヘルメットには「耳」の部分がなく、デッドボールによって毎年数名の高校生が死亡していたのです。１９７２年からは、高校野球でも耳つきヘルメットの着用が義務づけられるようになり、プロにも浸透するようになって、以後、デッドボールによる死亡例はほとんど皆無となりました。

なお、この実験で、もうひとつ気になることがあったことをつけ加えておきましょう。

首への衝撃の問題です。

このとき行なったのは頭だけの実験でしたが、常に首が関係してきました。というのも、ダミーの人形は首の強さも調節できたのですが、この首の強さによって頭部外傷の衝撃が変わってくるのです。このときは、実験の直後にニューヨークへ研究に行く予定となっていましたので、首の研究にまで至ることができませんでした。

アメリカ留学と全身用CTスキャンの開発

1973年、私は縁あってアメリカへ留学することになりました。

留学先は、ニューヨークのアルバート・アインシュタイン医科大学モンテフィオーレ病院。ここには脳腫瘍研究の権威であるドクター・ジンマーマンと、その一番弟子・平野朝雄教授がいらっしゃり、おふたりの指導のもとで研究を進めることになったのです。

その渡米直前、驚くべきニュースが入ってきました。イギリスにおいて、「頭部CTスキャン」が開発され、脳卒中や脳腫瘍の画像診断が可能になったというのです。

これは画期的なことでした。

それまでは、頭部の病気の診断には、脳の血管に造影剤を入れたり脳の外や脳のなかの中腔部分に空気を入れたりしてレントゲン撮影をする方法しかなく、患者さんに大きな苦痛を強いるうえ、病変そのものは見えず、影を見て診断していたのです。それが、このCTスキャンの登場によって、患者さんに負担をかけることもなく、鮮明な画像で病変そのものが見えるようになったのです。たとえば、それまでは、脳卒中になったとしても、病変が血管の詰まり（梗塞）によるものなのか、出血によるものなのかさえわからなかったわけですが、そういうことも即座に判定できるようになったわけです。

私は心の底から〝自分もこういう仕事に携わりたい〟と思いました。

昔からカメラが趣味で、こうした撮影技術の開発に興味があったということもあるのですが、当時、脳卒中は日本人の死亡原因の第1位であり、私の母もその犠牲になっています。それで、私の胸の中には〝もっと脳の病気を減らさなくては〟という使命感のようなものがあったのです。

そういう私の一念が通じたのでしょうか。

留学2年目、1974年に、アメリカにおいてもCTスキャンの開発チームが結成されることになり、私はその一員に選ばれたのです。しかも、今回は、頭部専用のCTをさらに向上させた「全身用CTスキャン」の開発です。

CTとは、細いX線ビームを身体に照射して、ぐるりと回転させながら走査し、X線の吸収率をコンピュータ上で処理して画像を構築させていく原理。言わば、少しずつ断面をずらしながら撮影して、重ね合わせながら身体の「輪切り写真」をつくっていくわけです。

今でこそ、大きな病院には当たり前のように設置されていますが、開発段階では手探りをしながらの試行錯誤の繰り返し。はじめて肝臓や腎臓の画像がきれいに浮かび上がったときには、ほんとうに感動したものです。このときのスキャナーは、アメリカのスミソニアン・ミュージアムに展示されています。

かつて私は、この研究チームのトップだったドクター・コーマックに「この開発に成功したらノーベル賞がもらえますよ」と冗談めかして言ったことがあります。後年（1979年）、その言葉通り、コーマックさんはほんとうにノーベル生理学・医学賞を受賞されることになりました。コーマックさんはたいへんに喜ばれて、「あなたの予言通りノーベル賞をいただけた」と、当時、日本に帰国していた私にわざわざ手紙で知らせてくださいました。

コーマックさんがノーベル賞を受賞するにあたって、選考委員会は、受賞は「コーマック　アンド　ハウンズフィールド」と決め、先に開発していたイギリスのEMIスキャナーの開発者ハウンズフィールドよりも、我々の開発した全身用スキャナーのほうを正統と認めたのでした。そして、これが原点となり、MRI（磁気共鳴画像法）やPET《ペット》（陽電子放射断層撮影法）という新しい画像診断機器が発展していくのです。私はこの開発チームのなかで、もっとも若いドクターでした。したがって、画像診断分野では、現在私より長い経験を持つドクターは世界中を見渡しても見当たらないのです。

ただ、私の役目はこれで終わりというわけではありませんでした。せっかくCTの開発に成功したのですから、これを日本にも普及させなければなりません。

私はたいへん多忙になりました。

〝できれば、国産の機械をつくりたい〟——そういう思いから、日本の技術者や医師、開発に意欲を見せる企業担当者に向けて、技術指導をしたり講演をしたりすることが多くなったのです。

ちなみに、日本にはじめてCTスキャンが導入されたのは東京女子医大で、1975年のこと。これは私の紹介によるものでした。1975年には日立メディコが国産第1号機を開発しました。この日立の国産機も、私の指示によるものです。この頃私は、CTスキャナーの日本でのオピニオン・リーダーとしてCT導入や国産機開発のアドバイスをするためたいへん忙しい日々を送っていました。当時、イギリスやアメリカで開発された機種は、当初1台で3億円もする非常に高額なものだったのですが、私が各メーカーにアドバイスを行ない、国産機では機能を絞って低価格化をして、1台3000万円を切れば1万台は売れる市場があるからと、各開発会社を激励してまわりました。おかげで年々多くの病院に設置されるようになり、1993年にはついに稼働台数が1万台を突破。各社の開発陣から感謝されるようになりました。より多くの患者さんがCTスキャンの検査を受けることができる態勢が着実に整い、日本を世界でもっともスキャナーが普及した国にすることができました。

今、日本の画像診断による医療は世界の最先端を走っていて、数え切れないほどの患者さんの診断や治療に役立っています。

脳卒中による死亡者も年々減り、死亡原因1位だったのが3位に下がりました。素早い画像診断によってより適切な治療を行なうことができるようになり、脳卒中はもはや「死の病」ではなくなってきたのです。

ムチウチの研究から「頸筋症候群」を発見

さて、デッドボールの研究からCTの開発へと、だいぶ話が逸れてしまいましたが、どうして私が「首」を研究するようになったのか――そのあたりの経緯をお話しすることにしましょう。

1977年、私は4年のアメリカ留学を終えて帰国。同時に帝京大学医学部脳神経外科の助教授に就任しました。

当時は、CT画像診断の普及の仕事でかなり忙しかったのですが、デッドボールの実験をしたときに途中になったままの首の問題点がいつも頭のなかにありました。もちろん日頃は大学病院の医師として患者さんの診療に当たっています。脳神経外科ですから、私の診察室には、頭を打った患者さんや車の追突事故に遭った患者さんもたくさんいらっしゃるわけです。なかには、長い間ムチウチの症状に悩まされ続けているような患者さんも大勢いらっしゃいます。

ところが、このムチウチという病気は、とても不可思議な病気で、どうして起こるかという原因もつかめていなければ、治療法もないに等しいようなものなのです。患部をカラーで固めたり、けん引治療をしたりしても、よくなるどころか、かえって悪化することのほうが多い。世界的に見ても、ほとんど研究らしい研究の見当たらない、未開拓の領域です。

どうも私は、こういう〝他人がやったことのない研究領域〟を見つけると、猛然とファイトが湧いてきて、チャレンジしたくなってきてしまうところがあるようです。このときもそうでした。

私は、新たなる研究テーマとして、ムチウチを選ぶことに決めました。

そして、コツコツとデータを集め、画像診断のデータや研究資料などを比較検討し、症状の出方や治り方などに因果関係がないかどうかを検討しはじめたわけです。

すると、次第にいろいろな解明点が浮かび上がってきました。

まず、ムチウチによって現われるさまざまな症状が、自律神経失調の症状であることに気づいたのです。頭痛、めまい、こり、倦怠感、吐き気、動悸、多汗、目の諸症状……ムチウチの患者さんが訴える不定愁訴は、どれをとっても自律神経の変調によってもたらされているとしか思えないものばかりです。

では、どうしてそういった自律神経失調が起こるのか。

画像のデータを調べても、7個の頸椎には特に異常は見当たりません。第2章（61ページ）で説明した「ストレートサイン」を発見したのもこの頃のことですが、これは骨による異常ではありません。「ストレートサイン」が現われるのは、首の筋肉に異常が起きて伸縮性がなくなり、本来の働きができなくなっているためだとわかりました。

特に問題になるのは、首の後ろ側の筋肉、なかでも頭板状筋《とうばんじょうきん》や頭半棘筋の疲労の影響が大きいこともわかってきました。また、データ集積とともに、首の筋肉異常からどのような症状が現われるのかという点も具体的に見えてきました。そのリストが、現在使用している首の筋肉異常の問診表の「原型」になっているのです。

そして、1978年、私は「首の筋肉が異常を起こすことで、自律神経失調症状が発生する」という論を打ち出し、これを「頸性神経筋症候群」と名づけました(最初はこのように呼んでおりましたが、長ったらしい名称なので、最近は縮めて「頸筋症候群」と呼ぶようにしています)。

そして私は、〝首の筋肉異常を治すにはいったいどうすればいいか〟という研究を自分のライフワークとし、いろいろと試行錯誤を重ねるようになっていったわけです。

教授のポストを蹴って民間病院を設立

「頸筋症候群」を発見できたのはいいものの、その治療法を確立するまでには、なんと30年という時間を要してしまいました。いま、私の病院では、90~100パーセントの確率で完治していますが、これだけ満足のいく結果を残すまでには、それだけの長い時間が必要だったのです。

この歳月が流れる間、私の立場も大きく変わりました。

帝京大学医学部の職を約5年で辞し、大阪医科大学に籍を置いた後、生まれ故郷に自分の病院を設立したのです。それが松井病院の前身に当たる松井脳神経外科病院です。1988年、本州と四国を結ぶ瀬戸大橋の開通に合わせ、香川県観音寺市に開業しました。じつは、某国立大学の教授にならないかというお誘いもあったのですが、それを断って、自分の意志を貫かせていただいたのです。

もちろん、この間も首の治療の研究は進めていました。

病院開設を決心した頃には「首こり治療」の輪郭もだいぶつかめるようになってきて、〝首筋肉の疲労をとれば治すことができるのに、それにまったく気づかずに苦しんでいる患者さんが、この世の中にはごまんといる。そういう患者さん方をなんとか早く救わなくては〟というようなプレッシャーを背中に感じてもいました。そういうふうに挑戦し続ける生き方のほうが、私に合っているような気もしていました。

首こり患者の「駆け込み寺」的存在に

ともあれ、松井病院を開設し、私はよりいっそう首こりの治療研究に打ち込むようになりました。

そうはいっても、最初のうちは試行錯誤の連続です。

鍼灸などの東洋医学系の治療もいろいろ試しましたし、さまざまな温熱療法も試しました。首を温めると治りが早まることはわかっていたのですが、どういう温熱刺激の方法がもっとも適しているかを見定めるには、やはり時間をかけ、経験則を積み上げていくしかありませんでした。

そのうち、低周波治療器を用いて温熱刺激を加えると、比較的奥のほうの筋肉を緩めることができることもわかってきたのですが、これにしても、どの機械でもいいというわけではありませんでした。おもしろいことに、同じ低周波治療器でもメーカーや照射の仕組みによって、効くものもあれば、まったく効かないものもあるのです。

ただ、何事も年月をかけて経験を重ねていけば、光明が見えてくるものなのでしょう。私は〝どういう治療法を組み合わせると効果を上げることができるのか〟が、だんだんわかるようになってきました。現在行なっているような首疲労の治療法に、一歩一歩、少しずつ近づいてきたわけです。

また、治療効果が現われてくるにしたがい、松井病院を訪れる患者さん方にも少しずつ変化が現われてきました。〝首の不調が治る〟という口コミも手伝って、不定愁訴やムチウチの患者さんが増えてくるようになったのです。当時は不定愁訴の治療をする医療機関はほとんどありませんでしたから、松井病院が、首からくる不定愁訴に悩む瀬戸内地方の患者さんの「駆け込み寺」のような存在になってきたわけです。

30年以上かけて確立した首こり治療のノウハウ

では、ここで私が30年以上かけてたどりついた首こりの治療法を、簡単に紹介しておくことにいたしましょう。

まず、首こりの診断についてですが、もっとも重要な基準となるのが、先に紹介した30項目の問診表です。これは、患者さんの訴えの多いものを選び、それを基準に作りました。これにどれくらいチェックがついたかが、その時点の症状の重さの目安になります。それと、もうひとつの重要な基準は医師による触診チェック。首の筋肉には36か所のチェックポイントがあり、これらのポイントを触診して張りや痛みを感じるかどうかで首疲労の症状の程度がわかるのです。

ちなみに、これらふたつの重要基準は常にリンクしていて、36か所のポイントのうち、痛みや張りを感じる箇所が少なくなってくれば、問診表の自覚症状の数も着実に減っていきます。また、問診表の自覚症状のほうがかなり少なくなってきたとしても、36のポイントのどこかに張りや痛みが残っているのであれば、まだ完治ではないということも言えます。すなわち、これら両方の基準が治療と並行して少なくなり、「すべてゼロになった時点」で治療終了になるというわけです。ただし、経験的にはゼロになってすぐではなく、さらに2週間治療を続けておいたほうが、もっと結果がよいことが最近わかってきました。

なお、診断の際は、さまざまな精密検査も行ないます。ＭＲＩ、サーモグラフィー、平衡機能検査、血液検査、瞳孔検査などを行ない、問診や触診の結果を併せて総合的に判断したうえで、首こりかどうかの診断を下すわけです。

次に、治療方法について。

首こり治療では、次の４つの治療法を、患者さんの症状や首の筋肉の状態をみながら組み合わせて行なっていきます。

・低周波治療器による治療

これは、2種類の特殊な低周波治療器を用いて、首の異常のある筋肉に低周波を送り込んでいく、もっとも中心的な治療です。低周波が筋肉の奥深くにまで届くため、首のこりや痛みを効率的に解消することが可能。この治療を毎日のように受け続けることで、ガチガチにこり固まった筋肉が少しずつほぐされていきます。そして、筋肉の状態が回復するにつれ、さまざまな不定愁訴が消えていくのです。

・遠赤外線治療

これは温熱療法の一種で、低周波治療器の治療効果をアップさせるために用います。遠赤外線を当てることによって、首の筋肉を温めて血行をよくするのです。

・電気鍼治療

電気鍼とは、首の後ろに鍼を打って通電する治療のことです。ただし、鍼を打つのは先に述べた36か所のチェックポイントのうちの異常が認められた部分です。東洋医学の「ツボ」とは基本的に違います。ほとんど痛みもありませんし、鍼の痕も残りません。

・ビタミン注射

神経がうまく機能するには、ビタミンが必要です。このため、向神経ビタミン剤を注射したり点滴したりして治療効果を高めるのを促します。

薬に頼る必要もないし、ストレス治療もいらない

また、首疲労治療の確立にあたり、私が薬やストレスの問題にどう取り組んできたのかについても触れておきましょう。

首疲労の治療では、薬はほとんど用いません。

私は、ほとんどの薬は、いたずらに神経を刺激してしまうだけのものだと考えています。それで、できるだけ、患者さんが薬に頼らないですむような治療を進めているのです。

首疲労治療で、薬を用いるのはふたつのケースだけです。

ひとつは、治療の初期段階で患者さんが〝我慢のできない痛み〟を訴えたとき。その際は、鎮痛剤を処方することがあります。でも、それはあくまで初期段階の一時的な措置です。首の筋肉の状態が回復してくれれば、痛みは軽減し、じきに薬を飲まなくてもすむよう

になります。

もうひとつは、患者さんが他の病院で抗うつ剤を処方されていたとき。その場合は、急に服用をストップせずに、徐々に減らしていく方針をとっています。なぜなら、すぐに服用をやめると、その反動から強い症状が出てしまう可能性が高いからです。ただ、これにしても、首の筋肉が正常に近づいてくれば、うつ症状が出ることが少なくなり、抗うつ剤は必要なくなります。うつ症状のある患者さんの95パーセントは頸性うつですので、首の治療でうつ状態も完治します。ただし、あとの5パーセントは頸性うつと精神病の大うつ病を合併している人です。この場合でも、頸性うつとそれによる身体症状が消失しますので、症状は非常に軽くなりますが、こういった方の場合は、抗うつ剤を切ってしまうことはできません。

とにかく、現代の医療は、薬を使いすぎです。

医師の側は安易に薬を処方し、患者の側もそれに頼りすぎてしまっています。みなさんも〝症状は薬でとる〟ということを、当たり前のことのように思っていらっしゃるのではないでしょうか。

しかし、頼らずにすむのであれば、なるべく薬には頼らないほうがいいのです。ほとんどの薬は、飲んでいるときだけ効き目がある対症療法的効果です。それは、頭痛薬を例に考えると、よくおわかりいただけるかと思います。私は、不定愁訴やうつをこじらせて、すっかり〝薬漬け〟になってしまった患者さんを数え切れないほど見てきました。

それと、(何度も言及してしつこいようではありますが) 首疲労の治療では、ストレスを解消させるような治療は一切行なっておりません。

私は30年以上、「首の筋肉異常を解消させる」というその一点に絞って研究をつづけてきました。そして、ストレスに対する治療を行なわずとも、不定愁訴やうつなどの病気が治ることを、その実績において証明してきたわけです。

病気の原因を「ストレスのせい」にするのは簡単です。

いまの医療界では「ストレス」という言葉があまりにも便利に使われすぎていて、実際にはストレスとはまったく関係のないところで「ストレスが原因です」などと使われていることが多いのです。

しかし、私は、「ストレスのせい」という言葉を使うのは、医師にとって〝ごまかし〟だと思っています。それは、〝自分では原因がわからないから、「ストレスのせい」にしてしまおう〟というのと同じこと。私は、そのような〝方便〟をうまく使って逃げるようなことはしたくありません。なんでも「ストレス」のせいにするようなドクターは、信用できません。

つまり、「薬」にも頼らないし、「ストレス」にも逃げません。

これは、首疲労の治療を試行錯誤して開発してきた30年もの間、ずっと私を支え続けてきた、言ってみれば〝医師としての矜持《きょうじ》〟です。

「薬」や「ストレス」に対してこのように〝異〟を唱える姿勢は、まるで、旧来の医療の常識に叛旗をひるがえしているように見えるかもしれません。ですが、私にしてみれば、至極まっとうなことを言っているだけ。医療の常識や慣例に縛られることなく、〝患者さんによかれ〟という医療を追い求めてきた結果、現状にたどりついたのです。

みなさんは、どうお考えでしょう。

みなさんは、「薬」や「ストレス」に多くの人が振り回されている状況をヘンだと感じないほうがおかしいとは思われませんか？

東京脳神経センター開設。そしてこれから

さて、私はなんとか首疲労の治療法を完成させました。ストレス治療や薬物治療などを行なわずとも、さまざまな不定愁訴や自律神経失調症状を完治させることに成功したわけです。カウンセリングや薬などに頼らずとも、うつ症状やパニック障害、慢性疲労症候群などの数々の病気を完治させられるようになりました。自分で言うのもおこがましいのですが、これは医学上、革命的な治療のはじまりです。

それで、私はこうした研究成果を、できるだけ多くの人々に知ってもらい、ひとりでも多くの患者さんの役に立っていきたい――と考えるようになり、精力的に学会発表や論文執筆を行なうようになりました。

たとえば、2004年には「首の筋肉を正常化することでムチウチの症状が治る」ことを日本脳神経外科学会において発表。2008年には「首の筋肉を正常化することで自律神経失調症が治る」ことを、日本自律神経学会において発表しています。いずれも、医療界に大きな波紋を起こすことにつながったようです。

また、近年は、本や雑誌などに文章を書いたり、テレビや新聞などのマスコミから取材を受けたりすることも多くなりました。ひとりでも多くの悩める患者さんの手助けができたらと思ってのことです。

私は医師になれたとき、〝ひとりでもいい、私が誰かの命を助けられたら……〟と思ったのです。今、私は、どこの病院へ行っても異常が見つからず、自殺すら考えてしまうような多くの患者さんのために、首疲労という新しい病気を知らせることができました。そして、その治療法も完成させることができました。ですから、「あなたの病気は、完治できるようになったのです」と伝えたいがために、マスコミの助けを受けているのです。

２００６年5月、私は東京の虎ノ門に「東京脳神経センター」を開設しました。

東京は人口が多いので、この新しい病気に悩まされている人が大勢いるはずです。ぜひそういう人のお役に立ちたいという思いからセンターを開設したのですが、以降、予想以上の方々の〝命〟をお救いすることができたと実感しています。現在、こちらには１日約50人の新しい患者さんが訪れていて、計算すると、年間１万５０００人ほどの患者さんがいらっしゃっていることになります。

東京脳神経センターは外来が中心です。

ここで首疲労と診断された患者さんは、通院の場合、首都圏6か所と神戸にある提携治療所のいずれかで治療を受けていくかたちになります。１回の治療時間は30分ほどですみます。ただ、できれば毎日、少なくとも週3日以上は治療を行なっていただくことが必要になります。通うのはたいへんかもしれませんが、できる限り続けて治療を受けていただくほうが早く治せるのです。

一方、入院の場合は、四国の松井病院にお越しいただきます。

入院でも基本的な治療法は変わりませんが、1日に2回の低周波治療器の治療を受けられるうえ、食事や生活などの面でも、首の筋肉を正常化するためのプログラムが徹底されるようになります。このため、入院治療の場合、通院治療に比べておよそ3倍のペースで症状が回復します。また、入院をすると、同じような症状に悩まされてきた〝首疲労とたたかう戦友たち〟がたくさんいます。そういう仲間と励まし合いながら治療を進められる点も、より回復を早めることにつながっているようです。

ただ、たいへん申し訳ないことに、最近は入院希望者が多く、だいたい1年ほどは予約待ちをしていただかなくてはならない状態になっています。おそらく、「今すぐ治療を受けてみたい」という方も多いだろうと存じますが、今後、治療施設拡充を進めていく予定ですので、いましばらくお待ちいただくことをご容赦願いたいと思います。

私は、この30年間に延べ15万人もの首疲労の患者さんを治してきました。

でも、そうやって治った方々は、ほんの「氷山の一角」であり、水面下には不定愁訴や自律神経失調、うつなどに悩んでいる膨大な数の患者さん方が控えていらっしゃるのではないかと思っています。私の目には、そういったたくさんの首疲労の患者さんのお顔がしっかりと見えていますし、私の耳には、そういったみなさんの苦痛の声がちゃんと届いています。

首疲労の問題に光を当てるため、医療のあり方を変えるため、私はまだまだ挑戦し続けていくつもりです。

そして、みなさんのつらい症状を少しでも早く解消させることができるよう、精一杯の力を尽くしていきたいと考えています。

第6章

「うつむかない生き方」のススメ

『モダン・タイムス』が教えてくれること

チャールズ・チャップリンの有名な映画『モダン・タイムス』に、次のようなシーンがあります。

工場のベルトコンベアーで、労働者たちが流れてくる機械の部品のねじを次々にスパナで締めていく。チャップリン扮する労働者もそのひとりなのですが、次から次に目の前に部品が流れてくるために、休む間もない。ほんのちょっと肩を叩いたり首を回したりしている間に、部品は素通り。慌てて隣の労働者の目の前でねじを締めたりしているうちに、どんどん作業が間に合わなくなっていく。そのうちにどうも調子がおかしくなってきて、隣の労働者の服のボタンをねじとまちがえて締めたり、あちこちのねじというねじを締めはじめたり……。やがてドタバタ騒ぎになって、チャップリン扮する労働者は工場を追い出される——そんなシーンです。

なぜ、そんな話をはじめたのかというと、〝こんなにもうつむきっぱなしで休む間もなく作業をしていたら、調子がおかしくなるのも当たり前だ〟ということを、以前から感じていたからです。

人間は機械ではありません。

ベルトコンベアーのペースで延々と同じ作業を繰り返していれば、特定の部分の筋肉がこってくるのは当たり前の話。もちろん首の後ろの筋肉にもかなりの疲労がたまってしまうことでしょう。それにもかかわらず、毎日毎日、まるで機械の一部になったかのようにうつむいて働き続けていたら果たしてどうなってしまうことか……。チャップリンは、まるで首疲労の問題をすでに見越していたかのようですね。

ただし――

私たちも、決して笑えるような状況ではないと思うのです。

とりわけ、第2章でも述べましたが、現代は「うつむき社会」です。パソコンや携帯電話、ゲーム機などの画面を見つめて、1日中、うつむきっぱなしのような生活を送っている人は大勢います。それは、チャップリンがベルトコンベアーの流れ作業で描いた状況と、そう大きくは変わりません。

すなわち、〝こんなにもうつむきっぱなしで休む間もなく作業していたら、調子がおかしくなるのも当たり前だ〟という状況は、現代に暮らすわれわれにも引き継がれている問題なのです。

その点を踏まえながら、この最終章では、「うつむかない生き方」「首を疲れさせない生き方」をしていると、どんなにいいことがあるかご紹介していきたいと思います。

〝首の使い方〟を変えれば毎日が変わる

現代社会では、誰もが疲れています。

サラリーマンもＯＬも、男も女も、大人も子供も、みんな、昨日の疲れを今日に持ち越し、今日の疲れを明日に持ち越して、だるくてすっきりしない体を引きずりながら歩いているようです。きっと、心身に疲れや不調を感じているのが「当たり前の状態」になっていて、そんな状態をおかしいとも思わないようになってしまっている人も多いのではないでしょうか。

みなさんはいかがでしょう。

ただ、私は、そういった毎日の〝当たり前に疲れている感覚〟や〝ちょっとした不調感〟を解消させるのは、そう難しいことではないと思っています。

カギを握るのは、やはり「首」です。

考えてみてください。

たとえば、毎日通い慣れた駅までの道を歩くのだって、うつむいて下を見ながら歩くのと、頭を上げて胸を張って歩くのとでは、気分がずいぶん違ってくるとは思いませんか？下を向いて歩いていると、とぼとぼとした歩き方になって、いつの間にか心も下を向いて気持ちが滅入ってしまうようなところがありますよね。反対に、上を向いて歩いていると、自然と気持ちが高揚してきて〝さあ、今日もがんばるぞ〟といったファイトが湧いてくるような気がします。

私は、そういう気分にも、首が関係しているのだと思います。

科学的な説明ができなくて恐縮なのですが、失敗して落ち込んだときやブルーな気分になってきたようなときも、首をまっすぐぴしっと上げただけで気分がしゃんとするもの。マイナス方向に傾きそうだった気分を立ち直らせることができるのです。そして、そういうふうに、日頃のほんのちょっとした〝首の使い方〟の工夫で、心の調子や体の調子はけっこう大きく変わってくるものなのです。

ですから、もし「だるくて不調な毎日」を変えたいというのなら、〝首の使い方〟や〝首とのつき合い方〟を変えていけばいい。首を酷使する生活を改め、首をちゃんと気遣ってあげる生活を送るようにすればいいのです。

きっと、それだけで毎日が大きく変わるはずです。

重くてだるくて、気が乗らなかった日々は、軽快なテンポで動き出すことでしょう。自然に力や、やる気が湧いてきて、心も体も気持ちよくはずむようになっていくのではないでしょうか。

首を休ませるコツをつかもう

では具体的に、首とどういうふうにつき合っていけばいいのでしょう。

とにかくもっとも大切なのは、やはり首疲労の最大の原因である「長時間のうつむき姿勢」をやめることです。

前にも少し触れましたが、筋肉に疲れがたまってしまうのは、休みなくずっと同じ筋肉を使い続けているせい。長時間、首の筋肉を緊張しっぱなしの状態にしてしまうことがいけないわけで、小まめに休憩をとって、ちゃんと首の筋肉を休ませてさえいれば、うつむいていても別に問題はないことになります。すなわち、いかに効率的に首を休ませるかがポイントになってくるわけです。

じゃあ、どういう「休ませ方」をすればいいのか？

これにはいくつかのコツがあります。

まず、15分ごとに30秒の「首休憩」をはさむこと。

私がいろいろと研究した結果、首の筋肉が持続して緊張していられるのは、せいぜい15分がいいところで、それ以上同じ姿勢を続けていると筋肉のなかに乳酸が発生してこりが生まれやすくなります。ですから、パソコン作業など、うつむいてデスクワークをしているときは、15分ごとに30秒程度、首を休ませる時間をとるべきなのです。

この「首休憩」の基本は、椅子に座って頭の後ろで両手を組み、そのまま頭を後ろへ反らして「気持ちいい」と感じるところで止める。そして、その位置で30秒間静止させるというもの。首の筋肉をゆるめると筋肉に酸素や栄養が入ってきて、疲れを回復させてくれるわけです。ぜひ、みなさんも首の筋肉がゆるまっていくのを意識しながら、行なってみてください。

みなさんのなかには、「なんだ、たったこれだけでいいの?」と思う方もいらっしゃるかもしれません。しかし、なかなかどうして、15分に30秒のペースで休みを入れるのは、やってみるとけっこう難しいものなのです。ちょっと、気を抜いたり、パソコンに集中してしまったりすると、30分や1時間くらいの時間はすぐに経ってしまいます。ですから、かなり強く〝意識づけ〟をして、脳と体に15分のリズムを刻みつけてしまうくらいのつもりで臨む必要があるのです。

そこで、私が「首休憩用」に開発したのが「ネックレスト・タイマー」というアラーム。これは、はじめにスタートボタンを押すと、あとは放っておいても15分ごとにアラームが鳴る仕組みになっていて、首を休めるべき時間を知らせてくれます。また、このほか、BGMを聴きながらデスクワークをするような方は、あらかじめ音楽を15分で終わるくらいにセットしておき、曲が終わるたびに休憩をはさむのもいいかもしれません。

いずれにしても、この「15分作業、30秒休憩」というサイクルさえ守っていれば、パソコンを何時間やっても大丈夫。このサイクルを身につけることによって、首の筋肉は疲れ知らずになるのです。

ノートパソコンではなくデスクトップを使おう

なお、言うまでもないこととは思いますが、デスクワークや車の運転のときは、できるだけ背筋を伸ばした正しい姿勢で座り、前傾姿勢やうつむきにならないように注意してください。自分の背中に棒でも入っているようなつもりで背筋をまっすぐに保ち、目線をできるだけ高くキープするように心がけるといいでしょう。

ただ、パソコン作業の際、ノートパソコンを使用していると、画面が自分の目線よりも低い位置にくるため、どうしてもうつむきがちになってしまいます。ノートパソコンを使って作業をしている人は、せめてデスクトップ型パソコンに替えてみてはいかがでしょうか。デスクトップ型にして、画面の高さを目の高さと同じになるように調節するようにすれば、首をまっすぐにしたまま作業に取り組むことができます。

とりわけ、システム・エンジニアなど、コンピュータ関連の仕事をされている方や、事務や経理などでコンピュータでの入力作業をされている方は、「ノートパソコンは極力使わない」というくらいに考えたほうがいいでしょう。東京脳神経センターにいらっしゃる患者さんにも、ノートパソコンを使って長時間うつむきながら細かい入力作業を続けていたために、首疲労になってしまったという人がたいへん目立ちます。仕事で毎日長時間パソコンを前にしている人にとって、「作業目線の高さ」がどの位置にくるかは、首の健康をキープするうえで非常に大きな問題なのです。

ただし、ノートパソコンを使用している人でも、15分に1度、30秒のネックレスト・リラクゼーションの時間をとれば、問題ありません。

低めの枕で8時間は横になろう

首の角度には、仕事中だけでなく、夜の睡眠時も気をつける必要があります。「枕の高さ」に注意を払うべきなのです。

高すぎる枕に頭を乗せていると、寝ている間、首の筋肉がずっと引っ張られている格好になってしまいます。これは、筋肉が緊張しっぱなしで、酸素や栄養が行き渡りにくくなっている状態。本来、首の疲れをとるはずの睡眠によって、かえって首に疲れをため込むことになりかねないわけですね。

ですから、高い枕がお好きな人は要注意。もし、朝、起きたときに首や肩の疲れが抜けていないように感じたなら、低めの枕に替えてみることをおすすめします。

とはいえ「枕は高いものじゃないと眠れない」という方もいらっしゃると思います。そういった方は、好みを優先して決めていただいても構わないと思います。ただし、できれば中味を抜けるタイプの枕で、1週間ごとに少しずつ中味を減らして高くない枕でも寝られるようにするといいでしょう。また、肌ざわりや柔らかさ、形、大きさなども、自分の好みで選んでかまいません。いちばん大切にしなくてはならないのは、良質な睡眠を十分にとること。枕だけでなく、ふとんや照明、寝室の温度や湿度などもいろいろ工夫して、できるだけぐっすり眠れる睡眠環境を整えるようにしてください。

とにかく、睡眠には徹底してこだわるべき。なぜなら、首疲労の予防や解消には、日々、十分な睡眠時間をとることが不可欠だからです。

首の筋肉は、日中、ずっと重い頭を支え続けています。その疲労を回復させるには、夜、頭と体を横たえて休んでいる時間を十二分に確保する必要があるのです。

すなわち首の健康にとっては、「物理的に横になり、頭の重さが首の筋肉に負担をかけない時間」をたっぷりとることが大切。首疲労の程度が進んだ人ほど、その時間を多くとらねばならず、このため、松井病院に入院されている重症の患者さんは、治療と食事の時間以外はほとんど横になって、徹底して首を休めているような生活を送られています。

なお、私は健康な方であっても、1日8時間は〝横になる時間〟をとることをおすすめしています。その内訳は「1時間横になって読書をし、7時間眠る」というのでもかまいません。さらに、日中にパソコン作業などをして「今日はちょっと首が疲れたな」と感じたような日は、その分〝横になる時間〟を増やすようにするといいでしょう。

首の筋肉は、他の筋肉に比べると相当に我慢強くできているようで、疲れがかなりたまって限界を超えないことにはSOSを発しません。手足の筋肉とは、この点がまったく異なるのです。首の筋肉は、久しぶりに運動をした後の筋肉痛のように〝わかりやすい意思表示〟をしてくれません。ですから、「いつの間にか、こんなにも疲れがたまってしまった」などということのないよう、「その日の首の疲れは、その晩のうちにとる」という心がけが大切です。

みなさんも、日中、首の筋肉をたくさん使ったときは、その疲れを翌日に引きずることのないよう、たっぷり休ませてあげるようにしてください。

あらゆる手段を使って首を温めよう

さらにもうひとつ、首を疲れさせないために、ぜひ守ってほしい心がけがあります。それは、首を冷やさないことです。

筋肉は、冷えるとてきめんに働きが落ちます。首の筋肉が冷えれば、当然、こりなどの異常が現われやすくなり、首疲労につながってしまいます。筋肉も神経も、冷やすことは要注意なのです。できるだけ、冷えから守ってあげてください。

気をつけるべきは、まず服装です。

女性であれば、首や胸元の大きく開いたようなファッションはできるだけ避けるべきでしょう。ハイネックの服や衿のついた服を着て、なるべく首を外気温にさらさないようにしていただきたいところです。

冬場であれば、外出時のマフラーやネックウォーマーは必須。寒い夜などはネックウォーマーをつけたまま寝るようにするといいでしょう。それに、夏場の冷房対策も大切です。首にスカーフを巻いたり、肩掛けを持ち歩いたりして、首を冷房風からガードするようにしてください。

そのうえで、つねに首を温める習慣をつけることです。

とにかく、首疲労を予防・解消するには、「いつでも首が温まっている状態」をキープすることが大切。首がよく温まっていることは、首の筋肉を正常に働かせるための必要条件といってよく、そういう状態をしっかりキープしているだけでも、首の調子や体の調子をよりよい方向へとシフトさせていくことができるのです。

ですから、あらゆる手を使って首を温める。少しでも首が冷たく感じられたなら、すかさず温めるくらいの行動のクセをつけてしまうといいでしょう。ただし、片頭痛のある方は、温めると頭痛を悪化させますので注意が必要です。

首を温めるにはいくつもの方法がありますが、ここでは誰でも手軽にできるノウハウをみっつ紹介することにします。

1　お風呂は全身浴で

毎日の入浴は、首はもちろん、全身を温めるために欠かせません。シャワーなどで簡単にすませず、湯船に浸かってゆっくり温まるようにしてください。なお、半身浴だと首が冷えやすくなるため、おすすめなのは全身浴です。40度前後のお湯に、首までお湯に浸かるようにするといいでしょう。ただし、この入浴法はたいへんのぼせやすいので、ご高齢の方や血圧の高い方、心臓の弱い方は十分な注意が必要です。

2　ドライヤー作戦

お風呂上がり、濡れた髪をそのままにしていると、すぐに髪が冷え、同時に首が冷えてしまいます。髪はドライヤーでよく乾かすようにしてください。また、ドライヤーの温風を首の後ろに当てると、効果的に首を温めることができます。入浴後に限らず、外出先から帰宅したときや体調がすぐれないとき、就寝前などに温風を首に当てるようにするといいでしょう。

3 ホットタオル作戦

これはアツアツのホットタオルを首の後ろに当てる健康法です。水に濡らして軽く絞ったタオルをラップに包み、電子レンジで1分温めれば、もうホットタオルの出来上がり。首はもちろん全身がポカポカしてきます。就寝前や起床後、帰宅後などの習慣にするのもいいですし、それ以外にも体調が悪いときや、首が冷たく感じられるときに行なうといいでしょう。このホットタオル作戦、首や肩のこり、冷えなどが劇的に改善しますし、軽めの首疲労であれば、これを習慣にしただけで治ってしまうことも少なくありません。みなさんもぜひお試しください。

「555体操」で首の筋肉をトレーニング

なお、「首の筋肉がそんなに大切なら、鍛えてトレーニングすればいいじゃないか」という方もいらっしゃるかもしれません。つまり、首の筋力トレーニング。そのためにおすすめの体操も紹介しておくことにしましょう。

次ページの「555体操」は、頭が動く方向の反対方向に手指で力を加えることで、首

■555体操

①

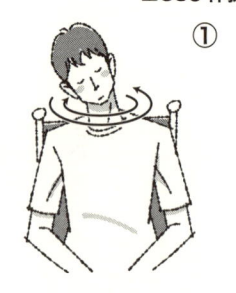

まず、首の柔軟体操。背もたれのある椅子に座って、首をまっすぐ伸ばす。頭を前方に倒し、右にゆっくりと360度回転させ、同じように左にも回転させる。これを5回くり返す。

②

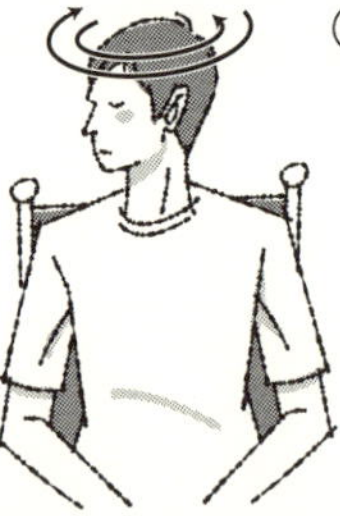

首をまっすぐに伸ばして正面を向き、顔をゆっくりと右に向ける。そして、右に曲げられるところまで曲げる。このとき、左肩を後ろに引いて、体の中心線がずれないようにする。これを5回くり返す。次に、左側を向き、同様に5回くり返す。

③

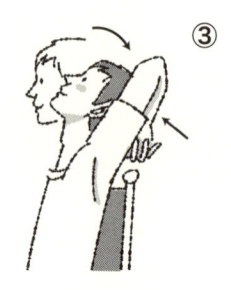

組んだ両手を後頭部に当てて、頭をゆっくり後ろへ倒していく。同時に、両手に力を込めて、頭を押し返していく。これを5回くり返す。

④

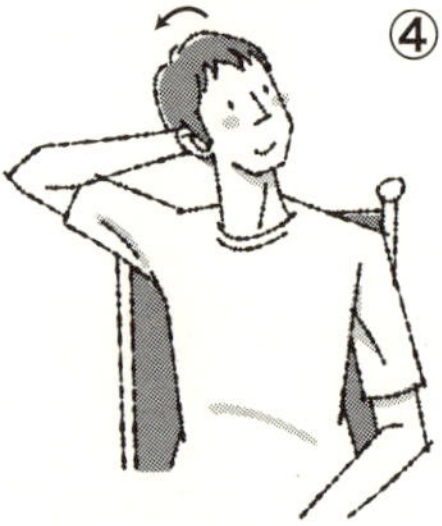

右手を右後頭部に当てて、頭をゆっくり右後方へ倒していく。同時に右手に力を込めて、頭を押し返していく。次に、左手を左後頭部に当て、同様に頭を左後方へ倒しながら、左手に力を込める。これを左右5回ずつ行なう。

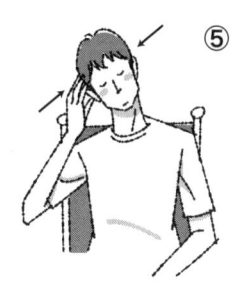

⑤

右手の指2、3本を右側頭部に当てて、頭をゆっくり右肩のほうへ倒していく。同時に右手指先に力を込めて、頭を押し返していく。次に左側も同様に。これを左右5回ずつ行なう。

⑥

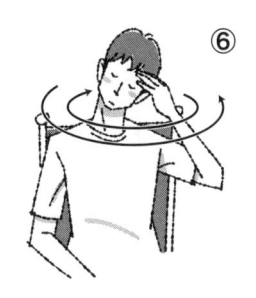

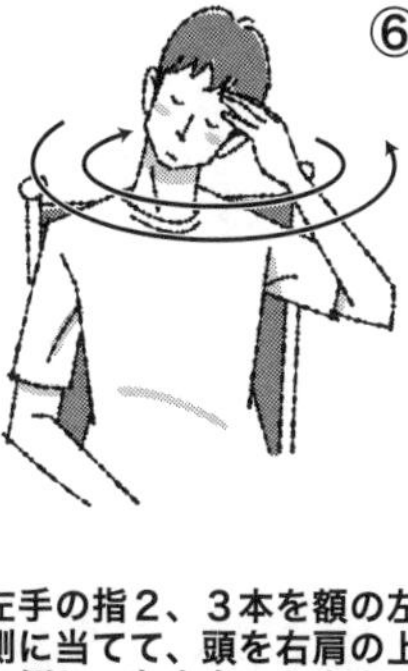

左手の指2、3本を額の左側に当てて、頭を右肩の上に倒し、左方向へと大きく低く旋回させるように回す。右耳をできるだけ胸骨に近づけ、胸のまんなかにきたところでいったん停止。再び頭を左方向へ回し、元の右肩の上に来たら、頭をまっすぐに戻す。反対側も同様に。これを左右5回ずつ行なう。

⑦

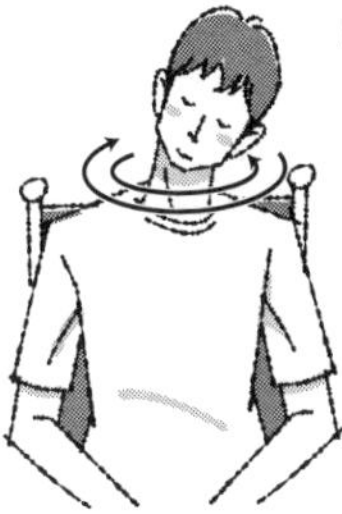

整理体操も忘れずに。①〜③のエクササイズを③→②→①の順で行なって、555体操終了。

の筋肉を刺激するエクササイズです。「これくらいのことで筋肉が鍛えられるのか?」と思う人もいるかもしれませんが、これはアイソメトリック運動と呼ばれている立派な筋トレ。筋肉というものは、毎日くり返しトレーニングをすれば、着実に筋肉量が増えて鍛えられます。別にボディビルダーのような太い首になる必要はないのですが、この「555体操」を習慣にすれば、より簡単にいまよりも強い首になることができるでしょう。そして、首疲労になりにくい首をつくることができるはずです。

また、左ページの「肩と背中の555体操」を組み合わせれば、肩や背中のこりも解消することができるでしょう。両方、全部やっても、かかる時間は長くて10分程度。特に、パソコン作業などのデスクワークが多い人は、ぜひ、1日2〜3回、これらのエクササイズを習慣にしてほしいと思います。

ただし、これらは、あくまで首が健康な人が予防的に行なうための体操です。先の問診表で10個以上当てはまった人は、状態を悪化させてしまう可能性もあるので、負荷をまったくかけずに、倒した頭を手で戻すようにして行なってください。

また、首の筋肉に異常がない人も、最初は負荷をかけない状態からスタートし、徐々に力を加えていくようにするといいでしょう。なにしろ、首の筋肉は繊細な構造をしていま

■肩と背中の 555 体操

①

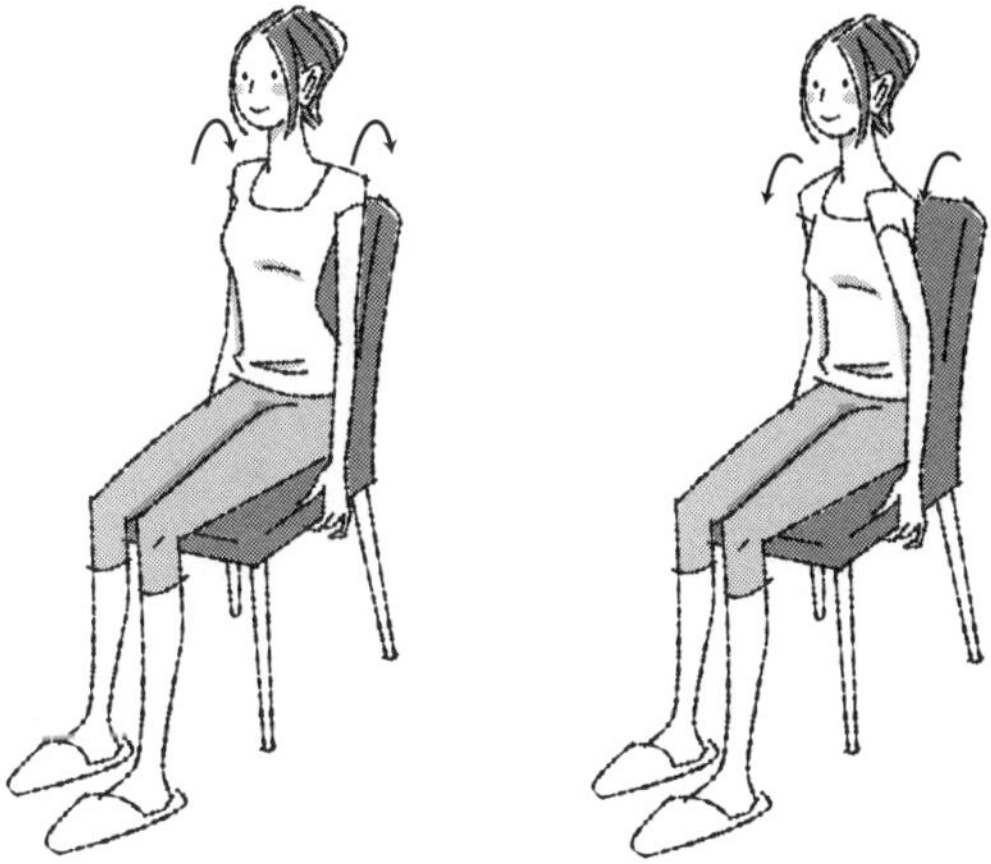

椅子に深く腰かけ、両腕を体幹につけて両肩を前から後ろへとゆっくり大きく回す。次に、両肩を後ろから前へとゆっくり大きく回す。肩の緊張をほぐすのを意識しながら、これを５往復行なう。

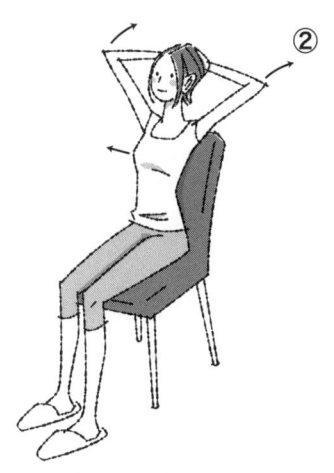

②

椅子に深く腰かけ、頭の後ろで両手を組む。次に、背中を反らしながら、ゆっくりと両ひじを後ろ方向へ引いていく。思いっきり胸を張って背中を反らし、できるだけひじを後ろに引いていくのがポイント。これを５回くり返す。

すから、無理なトレーニングは禁物。はじめの1週間は弱めの力で行ない、1週間ごとに力を少しずつ強めにし、負荷を大きくしていくことをおすすめします。

やるかやらないかで大きな差がつく「誰にでもできる小さな習慣」

さて、ここまで首疲労を予防したり解消したりするための〝かしこい首とのつき合い方〟をご紹介してきました。

どれもこれも、ほんのちょっと、首の健康に意識を傾けてさえいればできることばかり。いわば、誰にでもできる小さな習慣です。でも、この〝ほんのちょっとのこと〟を意識してやっているか、いないかで、とても大きな差がついてくるのです。

日頃からこういった「首に対する気遣い」を行なっていれば、少しくらいの不調なら自分で治せるようになることでしょう。また、首の調子はもちろん、体の調子も、心の調子も、ケアをするかしないかで全然違ってくるはずです。日常的に感じているような体のだるさや不調も大きく減らすことができるでしょうし、毎日の心のハリや充実感にもかなり変化が現われてくることでしょう。

すなわち、首へのケア意識をしっかり持って実践していれば、〝昨日の疲れを今日に引きずり、今日の疲れを明日に持ち越す〃という悪循環の日々に、ピリオドを打つことができるわけです。

現代は「うつむき社会」であり、誰も彼もが首を酷使して、いたずらに疲れをため込んでしまっています。しかし、そんな時代だからこそ、みんなが「うつむかない生き方」を心がけなければならないのです。疲れている人こそ、首の健康を意識した生活を送らなければならないのです。

首という部位は、健康の維持や増進という面では、これまでそれほど注目されてきませんでした。

しかし、私は、首の状態の良し悪しこそが、心も含めた体すべての健康の度合いの指標になるのではないかと考えています。

首の健康ケアは、「誰にでもできるけど、これまでほとんど誰も実践してこなかった小さな習慣」のようなもの。これを実践していれば、より長く健康で若々しい人生を送ることができるでしょうし、実践していなければ、不調や病気に悩まされやすい人生を送るハメになるかもしれません。きっと、日々「首に対する小さな習慣」を行なっているかどうかで、その人がこれから送ろうとしている人生のあざやかさは、天と地ほどに変わってくるのではないでしょうか。

首から人生を変えていこう

ところで――

みなさんは、自分で人生を変えていくことができると思いますか？

私は、できると思います。

しかも、それには、その人の「首」にどれだけの力があるかが大きく関係しているのではないかと思っています。

どうして、そんなことが言えるのか？

それは、首を治したことによって、人生が大きく変わった人を、数え切れないほど見てきたからです。

私の病院には、非常にたくさんの患者さんがいらっしゃいますが、じつを言うと、首疲労が軽症の段階で来院される人は、そう多くはありません。ほとんどの人は、もうどうにもならないほどの状況に追い込まれてから、ワラにもすがる思いで来院されます。症状が我慢できないほどにつらくなり、仕事も続けられなくなって、〝いったい、この先、自分はどうなってしまうのだろう〟という不安でいっぱいになってから、駆け込んでくる方が大多数を占めているのです。なかには、そういう段階すらも通り過ぎ、症状との長く苦しいたたかいに疲れ果て、〝生ける屍《しかばね》〟のようになってしまってから、来られる方もいらっしゃいます。

しかし、そういう方々がみなさん、首疲労の治療を受けて立ち直っているわけです。入院時と退院時では、患者さんは別人のように変わります。

診察や入院のとき、こちらが話しかけてもろくに答えず、暗い表情で目にも生気が感じられなかったような人が、退院時になると、心の底から出てくる本当に明るい笑みを浮かべながら自分から人に話しかけ、いきいきとした生命力でその目を輝かせるようになるのです。また、その人の考え方や行動、やる気や意欲といった生きる姿勢のようなものも、とても同一人物とは思えないくらいまったく別人のようになります。

つまり、首を治すことによってみなさん、自分をリセットすることに成功しているわけです。その治療前と治療後とでの印象の違いには、傍目《はため》で見ていていつも驚かされます。その変わりようは、〝ほんとうに、この人の人生は、これをきっかけにして大きく変わっていくのだろうな〟と思わせるくらいに大きく、確固としたものなのです。実際に、「これが、私の第二の人生の幕開けなんです」と言って退院される患者さんもたくさんいらっしゃいます。

私は、こういうことを「人生が変わった」、もしくは「生まれ変わった」というのではないかと思っています。

だから、首には人生を変える力があるのです。

自分の首とどうつき合っていくか、そのつき合い方次第で、みなさんの人生も大きく変わるのではないでしょうか。

人生を甦らせる「人間再生工場」

私の病院は、入院している患者さんや退院された方々から、「人間再生工場」という呼び名で呼ばれることがあります。

入ったときには、ほとんど〝生ける屍〟も同然だったような方が、退院するときには、ピンピンとした状態になって、同世代の人より心も体も健康になって張り切って社会へ再出発していくわけですし、治療前、死ぬことばかり考えていたような人が、治療後、打って変わって、生きる希望に満ちあふれた明るい人間に変身しているわけです。それで、そういう呼ばれ方をするようになったのでしょう。

私の病院では、「首の疲労を治す」という、ただそれだけのことしか行なっていないのですが、その治療が大きな大きな副産物として、〝人間を再生させる力〟をもたらしているようです。

首がよくなって、心と体の調子がよくなってくると、それにつれていろんなことがうまく回りはじめます。おそらく、自分や他人の生き方や行動に対して、今までは気づかなかったようなことや見逃していたようなことも見えるようになってくるのでしょう。その結果、〝自分という人間の生きる意味〟を見つけられる場所のような役割を病院が果たすようになってきているのかもしれません。

ただ、これは私の病院で治療されている患者さんだけではなく、一般の方々にも十分に当てはまることだと思うのです。

つまり、首の状態をよくすることによって、〝自分を再生させる力〟を湧き出させることができる。首の状態をよくすることによって、自分で自分を甦らせていくことができる——私はそう考えているのです。

たとえば、みなさんのなかには、いつもつまずいてばかりで自分の人生が嫌になってきた人がいるかもしれません。でも、首の状態さえよければ、前向きに立ち直っていくことができると思うのです。また、職場をクビになったり、会社が倒産したりして、希望を失っている人もいるかもしれません。しかし、首をよくする努力をしていれば、また人生に輝きを取り戻せると思うのです。あるいは、何もかもすべてどうでもよくなって〝死んでしまおうか〟と思っている人もいるかもしれません。それでも、首をちゃんとしてさえいれば、自殺を思いとどまって再び歩きはじめることができると思うのです。

不況になると会社が倒産して、自殺者が増えるといいますが、調査をすると、自殺前にほとんど全員がうつの状態であることがわかっています。会社が倒産しても、心身ともに健全であれば、また会社を再建することができますが、心と体のどちらかが不調であると最終的にうつに至り、自殺してしまうのです。そして、心身ともに健康であるかどうかは、首の筋肉が正常であるかどうかにかかっているのです。

首の状態がよければ、自分を復活させるエネルギーのようなものが自然に湧いてくるもの。そういう首の力をうまく出すことさえできていれば、人生で壁にぶち当たっても、その壁を乗り越えていける。逆境にもくじけることなく、自分を再生させてゆけるのではないでしょうか。

ですから、最終的には、日頃から首とどういうつき合い方をしているかがモノをいうのです。ふだんからうつむいてばかりで首を酷使していれば、その人の人生は下降線をたどるいっぽう。逆に、ふだんからしっかりと首を気遣っていれば、その人の人生はどんな嵐にも負けずに再び上昇気流をとらえることができる。

その人の人生の浮き沈みは、首にかかっているといっても過言ではないでしょう。

心と体の歯車がすべてかみ合って動き出す

なんだか、話がだんだん大きくなってきたように思われる方もいるかもしれませんが、日頃、首疲労の患者さんに接している私にしてみれば、いつも感じていることを述べているだけなのです。

それほど首の力は大きいのだと思います。

どうしてそんなに大きな力がもたらされるのか、ここで今一度整理しておくことにしましょう。

とにかく、首の状態がよくなると、心身のいろいろなバランスがいっせいに整ってきます。それまで勝手にちぐはぐな動きをしていたのが、首の回復へのスイッチが入ったとたん、体じゅうの歯車がカチッとかみ合ったかのように、どれもこれも正しく整然と動き出すのです。

まず、自律神経が正常に働くようになり、心身のさまざまな活動を絶妙のさじ加減でコントロールしはじめます。すると、血流や血圧、心拍数、呼吸や発汗といった生命機能維持装置が過不足なく理想的に働くようになり、環境的にきつい状況に置かれても幅の広い対応をとれるようになります。たとえば、暑さ寒さの急な変化にすみやかに順応したり、緊張する事態に突然巻き込まれても、すばやく適切な行動をとったりすることができるようになるのです。

また、体内のありとあらゆる内臓が、それぞれの本来の役割をきちんと果たし、調子よく働きはじめることでしょう。各種のホルモン、消化液や酵素なども正しく分泌されるようになります。胃腸も張り切って働くため、食事をおいしく食べられるようになるでしょうし、お通じも快調になるはずです。肝臓や腎臓の代謝力も高まってくるので、疲れがたまりにくくなり、自然に活力が湧いてくるようになるでしょう。もちろん、夜もぐっすり眠れるようになりますし、女性であれば、肌や髪にツヤやハリが出て、生理などのサイクルも順調になることでしょう。私の病院では、周囲から10歳も20歳も若返ったと言われるような患者さんの例がたくさんあります。そういうふうに、各内臓がうまく回りはじめるとともに、体の調子が上向きになっていくのです。化粧で表面のみを美しくするのにも限界があります。自律神経が正常化すると肌の状態が変わります。内側からの、本当の美しさが出てくるのです。そうすると笑顔も自然に出てくるようになり、いつもニコニコしていられます。

さらに、体が調子よく動きはじめると、心のほうも自然にいい方向へと動き出すものなのです。物事を前向きに捉えるようになり、いろいろなことに積極的にチャレンジするようになってきますし、小さいことにくよくよしたり落ち込んだりすることがなくなり、人間関係の距離のとり方やコミュニケーションなども、円滑にうまくとれるようになってきます。

そして、他人から何かを働きかけられたときの〝反応力〟や〝対応力〟がみるみるよくなっていくのです。きびきびした反応のできる人、その場に適った対応を機敏にとれる人は、とても輝いて見えるもの。私の病院に入院している患者さんを見ているとみなさんそうなのですが、首が回復してくるにつれ、日ごとにそういう〝輝き〟が増していくのがわかります。

男性であれば、顔つきやふるまいがだんだん自信に満ちてくるようになりますし、女性であれば、見た目はもちろん内側からも、いきいきとした美しさがにじみ出るようになります。心の底からの自然な笑顔が出てくるようになるのです。

このように、首の状態がよくなり、自律神経が正しく働き出すと、体も心も歯車がうまく回り出して、どんどん〝いい流れ〟をつくっていくものなのです。

時代を生き残っていく力をつけよう

ところで、最近よく「人が生きづらい世の中になってきた」というようなことが言われています。

今はもう、従来の社会的価値観にしがみついていても、安泰な人生を送れるとは限らない時代になってきました。大学を出ても働く先が見つからなかったり、たとえ会社に入っても、その会社が倒産したり……。長引く不況の影響もあるのでしょうが、先行きの見通しがつかず、誰の人生にだってどんな不測の事態が起こるかわかりません。何を信じて生きればいいのかわからなくなって、不安をつのらせる人も増えています。また、そういう世相が如実に反映しているのでしょう。体調を壊したり、うつになってしまったりして、社会生活の表舞台から去っていく人が後を絶ちません。いや、最近ではもう、職場や学校からひとり、またひとりと、そういう〝弱者〟が姿を消していくのが当たり前のようになってきた感さえあります。

しかし、私は思うのです。

そういう「生きづらい世の中」をたくましく生きていくためにも、私たちは、もっと首を大切にする必要があるのではないか、と。

なぜ、首が関係してくるのかというと、それには自律神経の持つ性質が大きく絡んでいます。

というのは、そもそも自律神経というのは、「環境の変化」や「不測の事態」にすみやかに対応するための神経システムなのです。

たとえば、何か自分にとって「たいへんな変化」が起こったときのことを想像してください。

なんでもかまいません。猛獣に襲われそうになったときや、他人とケンカになりそうになったとき。また、まったく気候風土や習慣の違う土地に行ったときや、転職や引っ越しなどで周りの環境がガラッと変わったとき。もちろん、会社が倒産して失業してしまったときでもいいでしょう。そういう「たいへんな状況の変化」に見舞われたとき、すみやかに反応して柔軟に対応することができれば、その人が生き残ったり、勝ち残ったりする確率は高まりますよね。生き残れるかどうかのカギを握るのは、いかに素早く目の前の変化に対して順応・適応ができるかなのです。

要するに、そういう順応力や適応力をつかさどっているのが、自律神経システムであるわけです。

つまり、自律神経がよく働いているということは、〝順応力〟や〝適応力〟の幅が大きいということ。何が起こるかわからない人生において、それだけ生き残る力があるということなのです。自律神経を正常に保っていれば、心身ともに健康でいられます。心（精神）も身（からだ）もともに健康でいられるようになるのです。もっと言ってしまえば、自律神経の適応力がある人は、いろいろな困難を乗り越えることのできる「生きる力」の強い人、逆の人は、困難に悲鳴を上げてしまいがちな「生きる力」の乏しい人ということができるでしょう。

そして――

その「生きる力」をもたらすための一大ポイントになっているのが「首」であるわけです。

だから、首の状態がいいかどうかは、その人の自律神経の適応力がどれだけあるのかのバロメーターであり、結果、その人が「生きる力」をどれだけ発揮できるかにつながっていくことになります。

まあ、「首」こそが「生きる力」「生き残っていく力」のカギになっているといってもいいでしょうね。

時代はめまぐるしく変わっています。

生きづらさを感じ、うつむいてしまっている人が増えています。

でも、うつむいてばかりで首を酷使していたら、私たちはますます適応力を落とし、「生きる力」を小さくしていってしまうのではないでしょうか。いずれ、時代の変化についていけなくなってしまうのではないでしょうか。

では、生き残っていくためには、根本的に何が必要なのか。

それは、ストレスを減らすことでもありませんし、ストレスに克つための治療を受けることでもありません。

首疲労にもっと光を当てることなのです。

首のことをもっと気遣い、首をもっと健康にしていくことなのです。

首をよくすれば、うつむいていた心も体も上向きます。悩みの症状は消え、うつうつとした空気が吹き飛んでいきます。そして、時代の変化に適応し、人生をたくましく生きていく力がついてくるのです。

首の状態がよくなれば、すべてがうまく回り出します。うつむかない生き方、首を大切にする生き方が、〝いい流れ〟をつくってくれて、みなさんの人生を大きく変えてくれるのです。

ですから、うつむかず、こうべを高く上げて歩いていきましょう。より大きな幸せにむけて、首から人生を明るく照らしていこうじゃありませんか。

著者略歴

松井孝嘉《まついたかよし》

一九六七年、東京大学医学部卒業。脳神経外科医。
アルバート・アインシュタイン医科大学で脳腫瘍研究ののち、
ジョージタウン大学で世界初の全身用CTの開発に従事。
帰国後、大阪医科大学助教授、帝京大学客員教授等を経て、
現在松井病院院長・東京脳神経センター理事長。
七八年に頸性神経筋症候群を発見。
三十年以上首の研究を続け、
自律神経失調症の治療法を世界で初めて完成させた。
完治不可能と言われていた十六疾患の治療法も確立させている。

幻冬舎新書 200

首こりは万病のもと

うつ・頭痛・慢性疲労・胃腸不良の原因は首疲労だった！

二〇一一年一月三十日　第一刷発行

著者　松井孝嘉
発行人　見城徹
編集人　志儀保博
発行所　株式会社　幻冬舎
〒一五一-〇〇五一　東京都渋谷区千駄ヶ谷四-九-七
電話　〇三-五四一一-六二一一（編集）
〇三-五四一一-六二二二（営業）
振替　〇〇一二〇-八-七六七六四三
ブックデザイン　鈴木成一デザイン室
印刷・製本所　中央精版印刷株式会社

検印廃止
万一、落丁乱丁のある場合は送料小社負担でお取替致します。小社宛にお送り下さい。本書の一部あるいは全部を無断で複写複製することは、法律で認められた場合を除き、著作権の侵害となります。定価はカバーに表示してあります。
©TAKAYOSHI MATSUI, GENTOSHA 2011
Printed in Japan　ISBN978-4-344-98201-7 C0295
ま-5-1
幻冬舎ホームページアドレス http://www.gentosha.co.jp/
＊この本に関するご意見・ご感想をメールでお寄せいただく場合は、comment@gentosha.co.jpまで。

幻冬舎新書

寺門琢己

男も知っておきたい　骨盤の話

健康な骨盤は周期的に開閉している。さまざまな体の不調は、「二つの骨盤」の開閉不全から始まっていた。ベストセラー『骨盤教室』の著者が骨盤と肩甲骨を通して体の不思議を読み解いた。

浜六郎

認知症にさせられる！

不要の薬を何種類も飲み続けることで、認知症にさせられてしまう悲劇を、どうしたら防げるか。間違いだらけの診察・投薬から家族を守るための薬の知識。処方されたら要注意の薬剤リスト付き。

長嶋一茂

乗るのが怖い

私のパニック障害克服法

パニック発作に見舞われてから十年あまり、病との闘いを繰り返し、「おおむね健康」といえる心身に。その克服法は「孤独と飢えを味方にする」という考えをベースに自分をシンプルにするというものだった。

金森秀晃

脳がめざめる呼吸術

人は障壁を感じると、呼吸が浅くなり、普段の10%程度の力しか発揮できなくなる。だがたった3分間の訓練で逆腹式呼吸ができるようになれば、脳は限界を超えて潜在能力をフルに発揮する！

幻冬舎新書

朝原宣治
肉体マネジメント

36歳の著者が北京五輪で銅メダルを獲得できた秘密は、コーチに頼らない、卓越したセルフマネジメント能力にあった。日本最速の男が、試行錯誤の末に辿り着いた「衰えない」肉体の作り方。

アダム徳永
出世する男はなぜセックスが上手いのか？

仕事で成功する鉄則は、女を悦ばせる秘訣でもあった！〝スローセックス〟を啓蒙する著者が、仕事とセックスに通底する勝者の法則を解説。具体的ノウハウを満載し、性技の道を極める一冊。

五木寛之　香山リカ
鬱《うつ》の力

迫りくる一億総ウツ時代。うつ病急増、減らない自殺、共同体崩壊など、日本人が直面する心の問題を作家と精神科医が徹底的に語りあう。「鬱」を「明日へのエネルギー」に変える新しい生き方の提案。

大林宣彦
なぜ若者は老人に席を譲らなくなったのか

大人を尊敬できない子供と、子供を尊重できない大人の増加が、人心の崩壊を加速させている。すべての責任は我々大人にある。子供の心を尊重しつつ、日本古来の文化を伝えていこう。

幻冬舎新書

春日武彦
精神科医は腹の底で何を考えているか

人の心を診断する専門家、精神科医。彼らはいったいどういう人たちなのか。世間知らずな医師、救世主ぶる医師、偽善者の医師などなど100名をリアルに描き出し、心を治療することの本質に迫る！

久坂部羊
日本人の死に時
そんなに長生きしたいですか

あなたは何歳まで生きたいですか？　多くの人にとって長生きは苦しく、人の寿命は不公平だ。どうすれば満足な死を得られるか。数々の老人の死を看取ってきた現役医師による〝死に時〟の哲学。

佐藤明男
なぜグリーン車にはハゲが多いのか

デキる男は薄毛が多い――。こんな嘘のような法則が医学的根拠に裏付けられている。なぜ人はハゲるのか。どうしたら抜け毛を止められるのか。薄毛治療の第一人者が髪にまつわる謎を解く。

団鬼六
快楽なくして何が人生

快楽の追求こそ人間の本性にかなった生き方である。だが、自分がこれまでに得た快楽は、はたして本物だったのか？　透析を拒否するSM文豪が破滅的快楽主義を通して人生の価値を問い直す！